高等教育医学院校护理专业实训教程

护理综合实训教程

HULI ZONGHE SHIXUN JIAOCHENG

主编　薛松梅

第2版

郑州大学出版社

图书在版编目(CIP)数据

护理综合实训教程/薛松梅主编. —2 版. —郑州:
郑州大学出版社,2020.1(2024.3 重印)
ISBN 978-7-5645-6467-4

Ⅰ.①护… Ⅱ.①薛… Ⅲ.①护理学-医学院校-教材
Ⅳ.①R47

中国版本图书馆 CIP 数据核字(2019)第 129843 号

郑州大学出版社出版发行
郑州市大学路 40 号　　邮政编码:450052
出版人:孙保营　　发行部电话:0371-66658405
全国新华书店经销
河南龙华印务有限公司印制
开本:710 mm×1 010 mm　1/16
印张:15
字数:222 千字
版次:2013 年 12 月第 1 版　　印次:2024 年 3 月第 4 次印刷
2020 年 1 月第 2 版

书号:ISBN 978-7-5645-6467-4　　定价:69.00 元

编者名单

主　编　薛松梅

副主编　王　静

编　者　（以姓氏笔画为序）

王　静　李　丹　李　薇　李枋沄

吴亦男　侯艳飞　韩江红　熊欢欢

薛松梅

编写说明

护理学是一门实践性很强的学科;护理实践教学是高等护理教育人才培养的重要组成部分,是帮助护理学专业学生将理论知识与专业实践紧密结合的关键环节,也是培养学生专业技能、专业态度和专业行为的重要途径。实践教学体系,通常包括在校期间的课程实验实训、课间见习、岗前培训以及毕业实习等;它与理论教学体系相辅相成,应该保证在校期间实践教学不断线。

为践行教育部等部门《关于进一步加强高校实践育人工作的若干意见》,提高高等护理教育教学质量,培养高素质应用型护理人才,我们在充分调研的基础上,结合社会、行业对护理人才培养的需求,以护理程序为框架、以整体护理思想为主线编写了这套"高等教育医学院校护理专业实训教程"。全套教程共四种:《人文护理实训教程》《基础护理实训教程》《临床护理实训教程》《护理综合实训教程》。

该套教程的编写理念先进、模式创新,强调基础与临床的知识衔接,注重理论教学向临床实践的有效过渡。编写过程中,既注重护理的"三基"内容,又充分体现"人文关怀"的护理服务理念,重点加强对学生综合能力和素质的培养,突显"贴近学生、贴近岗位、贴近社会"的时代特色;结构严谨,眉目清晰、主题突出;语言流畅、图文结合紧密,体现可操作性,便于教师对学生的指导和学生的自学。

四种教程之间既相互独立,又相互关联,使专业理论知识、专业技能与临床应用有效地对接,为培养学生的职业能力和职业素质奠定坚实的基础。

编者

2013 年 6 月

编写说明（第2版）

护理学是一门实践性很强的学科，护理实践教学是高等护理教育人才培养的重要组成部分，是帮助护理学专业学生将理论知识与专业实践紧密结合的关键环节，也是培养学生专业技能、专业态度和专业行为的重要途径。实践教学体系通常包括在校期间的课程实验实训、课间见习、岗前培训及毕业实习等，它与理论教学体系相辅相成，应该保证在校期间实践教学不断线。

为践行教育部等部门《关于进一步加强高校实践育人工作的若干意见》，提高高等护理教育教学质量，培养高素质应用型护理人才，我们在充分调研的基础上，结合社会、行业对护理人才培养的需求，以护理程序为框架、以整体护理思想为主线，编写了这套"高等教育医学院校护理专业实训教程"。全套教程共4种：《人文护理实训教程》《基础护理实训教程》《临床护理实训教程》《护理综合实训教程》。

该套教程编写理念先进，模式创新，强调基础与临床的知识衔接，注重理论教学向临床实践的有效过渡。在编写过程中，既注重护理的"三基"内容，又充分体现"人文关怀"的护理服务理念，重点加强对学生综合能力和素质的培养，突显"贴近学生、贴近岗位、贴近社会"的时代特色。全书结构严谨，条理清晰，主题突出，语言流畅，图文结合紧密，体现可操作性，便于教师对学生的指导和学生的自学。

4种教程之间既相互独立，又相互关联，使专业理论知识、专业技能与临床应用有效地对接，为培养学生的职业能力和职业素质奠定坚实的基础。

本次再版在传统纸质教材的基础上增加数字化内容，包括微课、视频、图片等。将传统纸媒内容与数字内容、互联网平台有机融合，从而实现内容与平台、线下与线上服务的无缝对接，打造"互联网+"时代具有综合服务能力的新型立体化教材。

本套教程采用嵌入式设计，在每一页相应处标记二维码，读者通过扫描二维码获取教材数字内容和服务。

编者

2018 年 7 月

内容提要

《护理综合实训教程》(第2版)根据临床护理工作情景设置内容,整合了内科护理、外科护理、妇产科护理、儿科护理、急救护理、老年护理、社区护理等基础与专科护理的基本技能,涵盖了综合性案例79个,每个案例以情景导入,以解决患者的实际问题为主线,根据实际工作任务展现实际护理工作全过程,实现学校教学与临床实际工作的无缝对接。

本教程本着"以能力为本位,以学生为主体,以实践为导向"的教育教学理念,内容的选取以护理岗位对护士的知识、技能要求为立足点,兼顾护士执业考试的知识内容和技能要求,着力培养学生的临床思维能力和综合应用能力。

前言

随着高校实践教学改革的深入，实践已经向着综合型、能力型、人性化等方向发展。《护理综合实训教程》(第2版)是护理学专业教学改革的最新成果，与《人文护理实训教程》(第2版)、《基础护理实训教程》(第2版)、《临床护理实训教程》(第2版)等共同组成“高等教育医学院校护理专业实训教程”丛书。

《护理综合实训教程》(第2版)是学校教学与临床衔接的桥梁课程，是学生在进入临床实习前对基础护理技能、专科护理技能以及人文关怀能力进行综合实训的课程。教程集内科护理、外科护理、妇产科护理、儿科护理、急危重症护理、老年护理、社区护理、护理健康教育、基础护理等内容于一体，构建了内科护理、外科护理、妇产科护理、儿科护理、急危重症护理、老年护理、社区护理等7个模块，精选、设计综合性实验案例79个，形成综合性实验教学体系。同时，在每个模块后增加了情景模拟教学案例，运用高仿真模拟人进行案例实景仿真教学，引导学生综合运用知识和技能为服务对象解决实际问题，着力培养学生的临床思维能力和综合应用能力。

本教程涵盖面广，既注重基础护理操作，又注重专科护理技术；既注重培养学生的实际动手能力，又注重培养学生的人文关怀意识；既注重培养学生的评判性思维能力，又注重培养学生沟通能力、应变能力以及团队协作能力。将职业道德、职业情感、职业知识和职业能力融为一体，与临床工作“零距离接轨”，为即将成为一名护士打下坚实的基础。

使用说明如下：

1.教学目的

本教程通过不同的案例情境，全面训练学生的综合能力和职业素质，包括实施护理评估、提出护理问题、病情观察、应急应变、健康教育及人文关怀等，涉及人际沟通、心理护理、基础护理操作、专科护理操作以及各专科常见疾病等专业知识和专业技能。

2. 教学安排

教学时间可安排在毕业实习前的岗前培训，也可安排在实习后的毕业技能考核以及平时的阶段综合训练。

3. 教学方法

按照临床护理实际工作任务和工作情景，将基础护理与临床护理整合为以临床护理任务为主线的案例实训模块。教师根据提供的案例引导学生讨论、分析、判断，学生每5~8名为1组，模拟临床情景，进行角色扮演，把课堂所学的理论知识运用到临床实际工作中。这种综合性训练方式不但能强化理论知识和专业技能操作，还能培养学生人文关怀、沟通交流能力、分析问题能力、观察病情能力、应变能力以及团队协作精神等，充分发挥学生的主体作用。

4. 案例设计

案例设计全部为各专科常见多发病的典型案例，每个模块包括两部分：前一部分案例附有答案提示，通过教师示范引导，学生分组角色扮演，模拟临床护理工作过程并协作完成模拟的临床工作任务；后一部分只有情景案例，学生通过前面的引导训练，逐步学会分析、判断并实施，完成临床工作任务，从而培养其临床思维能力及解决临床实际问题的能力。

本教程适用于护理学专业学生的岗前培训、毕业技能考核以及在岗护士的培训考核。

本教程在编写过程中参考借鉴了有关书籍和文献资料，在此谨向各位原著作者致以诚挚的谢意！由于编者水平及能力有限，难免会有疏漏之处，恳请专家、同学及护理界同仁不吝指正，以期日臻完善。

编者

2019年4月

目录

模块一

内科护理学案例

案例 1

患者，张某，女，38岁。因“发热、咳嗽、头痛”入院，诊断为“上呼吸道感染”。

入院查体：T 39.2 ℃，P 104 次/min，R 26 次/min，BP 120/80 mmHg（1 mmHg=133.322 Pa），神志清楚，面色潮红，自诉咽痛、鼻塞、头痛。

医嘱：NS 500 mL + 青霉素 800 万 U 静脉滴注，患者以前没有用过此药。护士在给患者做皮试过程中，患者出现不适感，主诉“喘不过气”，随之病情迅速恶化，出现呼吸困难和喉头水肿，不能言语，四肢冰凉，脉搏细速，血压下降。

【情景 1】该患者可能发生了什么情况？应采取哪些急救措施？

【提示】

1. 患者发生了过敏性休克。

2. 迅速采取以下急救措施

（1）呼叫医生及其他护士，安置休克卧位。

（2）立即皮下注射 0.1% 肾上腺素 1 mL。

（3）高流量氧气吸入。

（4）建立 2 条静脉通道，快速补液。

（5）心电监护生命体征。

（6）在抢救的过程中如果出现呼吸心跳停止应立即实施 CPR。

【情景 2】作为责任护士，你如何按照轻重缓急列出该患者主要的护理问题？

【提示】

（1）组织灌注量不足　与有效循环血量减少有关。

（2）气体交换受损　与微循环障碍、缺氧和呼吸型态改变、肺组织灌流量不足、肺水肿有关。

（3）体温过高　与上呼吸道感染有关。

（4）活动无耐力　与高热、有效循环血量不足、气体交换障碍有关。

(5)潜在并发症　多脏器功能衰竭(MODS)。

案例2

患者,高某,男,78岁。诊断为“冠心病、慢性阻塞性肺气肿”。

体格检查:T 36.9 ℃,P 89次/min,R 24次/min,BP 129/85 mmHg,一般情况平稳。

【情景1】作为当班护士,如何为该患者安全、正确地实施静脉输液?

【提示】

1. 正确评估患者心肺功能状况。
2. 遵医嘱执行静脉输液,根据患者实际情况调整输液速度并记录。
3. 输液过程中严密观察及询问患者反应。

【情景2】在输液过程中,患者突然主诉:“护士,我觉得心慌,喘不过气来。”心电监护仪显示:T 37 ℃,P 112次/min,R 30次/min,BP 85/50 mmHg,SaO_2 92%。数分钟后,患者病情进一步恶化,出现咳嗽、咳粉红色泡沫痰,呼吸急促,大汗淋漓等临床表现。该患者发生了什么情况?作为责任护士,你将如何处理?

【提示】

1. 患者出现了急性肺水肿。
2. 护理措施

(1)立刻减慢滴速。

(2)高流量吸氧:4~6 L/min,湿化瓶内加20%~30%乙醇。

(3)协助患者安置半坐位或端坐位。

(4)根据医嘱静脉注射强心、利尿剂。

(5)给予心理护理。

案例3

患者,李某,男,48岁。因劳累后出现头晕、头痛,视物模糊,且逐渐加重3 d,来院就诊。

【情景1】作为当班护士,你应如何接诊该患者?

【提示】

1. 接诊及时,态度和蔼热情。

2. 从以下3个方面进行护理评估

(1)健康史　患者在1年前单位体检时发现血压高,BP 148/92 mmHg,无心悸、头晕、头痛等不适,未接受正规治疗,其父亲在3年前因脑卒中去世。

(2)身体状况　T 36.5 ℃,P 100次/min,R 25次/min,BP 230/158 mmHg,身高176 cm,体重88 kg。心、肺、腹部检查无特殊。

辅助检查:①实验室:血清总胆固醇6.80 μmol/L,低密度脂蛋白5.56 μmol/L,尿蛋白+++,尿素氮9.2 μmol/L,肌酐136 μmol/L,尿酸0.719 μmol/L;②眼底检查:眼底动脉细,视神经乳头水肿;③心电图检查正常。

(3)心理社会状况　患者本科毕业,大型企业财务总监,经常加班,睡眠浅,饮食口味重,经常饮酒,性格内向,忍耐性好。无医疗费用顾虑,担心疾病复发,家庭关系和睦,同事关系融洽,享受医疗保险。

【情景2】该患者目前属于什么状况?根据你收集的资料,该患者存在哪些与高血压有关的危险因素?

【提示】

1. 目前该患者属于高血压急症。

2. 该患者存在以下危险因素　摄盐量过多;饮酒;肥胖;高脂血症;职业因素;家族倾向。

【情景3】该患者目前存在哪些护理问题?

【提示】

1. 舒适的改变　与血压急剧增高有关。

2. 活动无耐力　与血压增高有关。

3. 知识缺乏　与平时症状轻微未引起患者重视有关。

4. 潜在并发症　脑血管意外、肾功能衰竭。

5. 有受伤的危险　与高血压头晕、视物模糊有关。

6. 焦虑　与担心疾病预后有关。

【情景4】作为当班护士,应如何紧急处理此患者?

【提示】

1. 绝对卧床休息,抬高床头,保持安静。

2. 氧气吸入。

3. 迅速建立静脉通道:应用降压药(硝普钠)应注意避光。

4. 心电监测。

5. 饮食指导,低脂、低盐饮食。

6. 严密观察病情:血压的改变、降压药的副作用。

7. 心理护理。

8. 健康教育,保持健康的生活方式与行为(少吃盐、多运动、减肥、限酒),坚持定时、定量服用降压药,教会患者自测血压,了解药物的作用与副作用。

案例4

患者,万某,男,68岁。入院诊断:肺炎球菌性肺炎。

体格检查:T 39.5 ℃,P 92次/min,R 24次/min。神志清楚,面色潮红,口角疱疹,痰液黏稠、不易咳出,烦躁不安。

【情景1】根据上述提供的资料,请找出患者现存的护理问题。

【提示】

1. 体温过高　与肺部感染有关。

2. 清理呼吸道无效　与痰液黏稠、无力咳出有关。

3. 口腔黏膜改变：口角疱疹　与应用大量抗生素及机体抵抗力下降有关。

4. 生活自理缺陷　与年老体弱有关。

5. 焦虑　与身体健康受到威胁有关。

【情景2】作为值班护士，你该如何紧急处理此患者？

【提示】

1. 降温，冰袋敷前额部，遵医嘱给退热药物，药物降温后30 min测体温一次，以后q 4 h测体温。

2. 保持呼吸道通畅，指导患者有效咳嗽、遵医嘱雾化吸入。

3. 协助患者多饮水，半流质饮食，少量多餐。

4. 及时拭干汗液，保持皮肤清洁干燥，注意盖被和室温调节。

5. 口腔护理。

6. 心理护理。

案例5

患者，千某，女，68岁。因“风湿性心脏病合并左心衰竭”入院治疗。患者呼吸困难，发绀明显，神志清，较烦躁。血气分析：PaO_2 50 mmHg，$PaCO_2$ 70 mmHg。

【情景1】该患者目前最主要的护理问题是什么？其缺氧程度如何？

【提示】

1. 气体交换受损　与肺部淤血有关。

2. 属于中度缺氧。

【情景2】针对目前主要的护理问题应采取哪些措施？操作中应注意什么？

【提示】

1. 护理措施

(1)了解患者心理状态,给予安慰和解释。

(2)协助患者取半坐卧位。

(3)给予鼻导管吸氧,调节流量为 2~4 L/min。

2. 操作注意事项

(1)严格遵守操作流程,注意用氧安全,切实做好“四防”。

(2)用氧过程中观察患者的脉搏、血压、精神状态、皮肤颜色,判断缺氧有无改善,据病情选择调节氧流量。

(3)持续用氧时,做好口腔护理,及时清除鼻腔分泌物。

(4)观察氧气管道是否通畅及有无漏气。

(5)指导患者勿随意调节氧流量。

案例 6

患者,游某,男,44 岁。2019 年 3 月 10 日 9 时,搬运物体时突然剧烈头痛,随即跌倒,恶心、呕吐,呕吐呈喷射状,双手抽搐。

体格检查:颈项强直,无其他神经定位体征,无眼底出血。入院后第 2 天腰穿见血性脑脊液,脑压 13.28 mmHg,头颅 CT 示右侧侧裂区低密度影。

【情景 1】该患者最可能的医疗诊断是什么?

【提示】蛛网膜下腔出血。

【情景 2】作为责任护士,如何为该患者实施护理健康教育?

【提示】

1. 合理饮食　选择低盐、低脂、充足蛋白质和丰富维生素的饮食,如多食谷类和鱼类、新鲜蔬菜、水果、豆类、坚果;少吃糖类和甜食;限制钠盐(<6 g/d)和动物油的摄入;忌辛辣、油炸食物和暴饮暴食;注意粗细搭配、荤素搭配;戒烟、限酒。

2. 活动与休息　绝对卧床4～6周，告诉患者及家属绝对卧床休息的重要性。患者症状好转经CT或DSA检查没有颅内血管病变者，可逐渐抬高床头、床上坐位、下床站立和适当活动。

3. 避免诱因　告诉患者及家属容易诱发再出血的各种因素，指导患者与医护人员密切配合，避免精神紧张、情绪波动、用力排便屏气、剧烈咳嗽及血压过高等。

4. 照顾者指导　关心、体贴患者，为患者提供安静、安全、舒适的休养环境，控制探视，避免不良刺激，避免频繁接触和打扰患者休息。

案例7

患者，杨某，男，64岁。因"发作性颈部发紧2年余，加重伴胸闷4 h"于20:30抬送入院，门诊以"急性下壁心肌梗死"收住心内科。患者4 h前无明显诱因出现乏力、胸闷、胸痛、气急、大汗、颈部发紧，伴有恶心、呕吐，含服硝酸甘油疗效差。

体格检查：T 37.8 ℃，P 75次/min，R 18次/min，BP 100/60 mmHg。神志清楚，颈静脉怒张，双肺存在湿啰音，心界不大，HR 75次/min，律齐，各瓣膜听诊区未闻及杂音。腹平软，肝脾肋下未及，无压痛反跳痛。双下肢无水肿。心电图显示：Ⅱ、Ⅲ、aVF导联ST段抬高，宽而深的Q波，T波倒置。

辅助检查：白细胞 10.0×10^9/L，中性粒细胞67%，红细胞沉降率增快，C反应蛋白增高持续2周。心肌肌钙蛋白起病后3 h升高。CK-MB升高，AST起病后10 h升高。

患者既往患糖尿病4年，高血压病3年，高脂血症2年，均规律服用药物控制于正常范围内。吸烟15年，每日10支，已戒烟15年。无冠心病家族史。

【情景1】如果你是当班护士，应如何处理？

【提示】

1. 立即通知医生，指导患者绝对卧床休息。
2. 给予中流量持续吸氧。

3. 进行心电监护,密切监测血压、呼吸、心率/律变化。

4. 监测记录尿量。

5. 迅速建立静脉通道,抽取各种血标本。

6. 遵医嘱给予抗心律失常药物,扩容、镇静、止痛、溶栓等治疗。

7. 给患者及家属心理安慰,指导其办理住院手续。

8. 通知病区或介入室,做好下一步处置准备。病情平稳后,护送入 CCU 进一步观察治疗。

【情景 2】入院后给予吸氧,溶栓、止痛、抗凝、极化液疗法等对症支持治疗,溶栓治疗成功,7 d 后患者病情明显好转,情绪稳定,能下床轻微活动。此时应如何对该患者进行健康指导?

【提示】

1. 合理安排工作与生活　生活要有规律,保持乐观、平和、稳定的心情,克服急躁、焦虑情绪,避免劳累和激动,注意劳逸结合,保证充足睡眠。

2. 合理膳食　膳食总热量最好以维持正常体重为度,避免食用动物脂肪及胆固醇含量较高的食物。提倡清淡易消化饮食,少量多餐,严禁暴饮暴食,控制体重,合并有高血压和心衰者,应同时限制盐的摄入。

3. 适当活动　注意运动适量,根据自己的情况循序渐进,不宜做剧烈活动,以不增加心脏负担和不引起不适感为原则。

4. 戒烟及适度饮酒　告知患者吸烟是冠心病发病的一个重要原因,吸烟能引起微血管收缩,诱发心绞痛、心肌梗死和猝死,因此必须戒烟。饮用少量红葡萄酒,可降低血中低密度脂蛋白,有利于预防冠心病,但是大量饮酒可使血压升高,增加心脏负担,诱发冠心病的发生。

5. 保持大便通畅　心肌梗死患者用力大便时,会使心脏负荷加重,心率加快,心肌缺血缺氧更加严重;同时大便时腹内压升高引起静脉回心血量剧增,左心室后负荷增加,导致冠状动脉血流量下降,使梗死范围扩大或增加新的梗死部位。

6. 指导服药与定期复查　及时就诊，教育患者必须遵照医嘱按时服药，定期到医院复查随诊，外出时随身携带急救卡和急救药，以备急用。

案例 8

患者，费某，女，30 岁。以“风湿性心脏病”收入院。患者主诉洗脸、就餐、走动等活动后即出现气喘、出汗，自诉心慌、胸闷，但卧床休息时却无此不适。体格检查：肝大、下肢可凹陷性水肿。

【情景 1】分析患者目前状况，该患者的心功能可能为几级？

【提示】心功能Ⅲ级。

【情景 2】该患者目前主要护理问题是什么？

【提示】

1. 气体交换受损　与心力衰竭导致肺循环淤血、体循环淤血有关。
2. 体液过多　与右心衰竭导致体循环淤血、钠水潴留有关。
3. 心输出量减少　与并发心力衰竭有关。
4. 活动无耐力　与心排血量下降有关。

【情景 3】在为患者进行健康教育时应避免哪些诱发心力衰竭的因素？

【提示】

1. 感染，尤其是呼吸道感染。
2. 心理压力过大。
3. 心脏负荷加重，如妊娠和分娩。
4. 心律失常。
5. 水电解质紊乱，如钠摄入过多，补液或输血过多过快。
6. 其他，如用药不当，合并甲亢、贫血等。

案例 9

患者,田某,女,28 岁,农民。6 个月前不全流产,之后月经不正常,周期为 20～25 d,每次持续 10 d 左右,月经量多。1 个月来头晕、乏力、食欲下降伴稀便。

体格检查:慢性病容,睑结膜苍白,皮肤干燥、无光泽,HR 98 次/min。

血液检查:红细胞大小不一,中心淡染区扩大,Hb 75 g/L,白细胞和血小板正常,血清铁蛋白 13 μg/L。

【情景 1】你认为该患者为何种性质贫血?

【提示】缺铁性贫血。

【情景 2】该患者主要存在哪些护理问题?

【提示】

1. 活动无耐力　与缺铁性贫血引起组织缺血缺氧有关。
2. 营养失调:低于机体需要量　与月经量多有关。

【情景 3】如何为患者提供护理健康教育?

【提示】

1. 嘱咐　患者多注意休息。
2. 饮食指导　多食用含铁丰富的食物,如香菇、肉类、动物内脏等。
3. 遵医嘱给予硫酸亚铁治疗　用药注意,餐后服用、用吸管防止牙齿黑染、做好黑便的解释。

案例 10

患者,马某,男,26 岁。因“持续反复发作性喘憋 10 年,加重 2 d”入院。

【情景1】作为当班护士,你如何对该患者进行护理评估?

【提示】

1. 健康史　患者10年前开始出现喘憋并于感冒后加重,久治不愈,反复发作,2 d前劳累后再次出现喘憋,不能平卧,自行用药效果欠佳。患者失眠,无吸烟史及其他病史。

2. 身体状况　T 36.2 ℃,P 116次/min,R 30次/min,BP 130/80 mmHg。神志清,痛苦貌,端坐位,呼吸急促,吸气三凹征明显,桶状胸,双肺布满哮鸣音及少许湿啰音,心音遥远,心律齐,腹软,肝脾未触及,双下肢无水肿。

辅助检查:①血常规:白细胞 $11.6\times10^9/L$,中性粒细胞90%;②血气分析:PaO_2 57 mmHg,$PaCO_2$ 47 mmHg,pH值7.46。

3. 社会心理状况　患者高中文化,自由职业,性格开朗,对疾病知识有一定了解,担心预后。未婚,家庭支持好,享有医疗保险。

【情景2】该患者目前存在哪些护理问题?

【提示】

1. 气体交换受损　与患者气道痉挛、通气功能障碍有关。

2. 清理呼吸道无效　与支气管痉挛、痰液分泌增加、通气功能障碍有关。

3. 睡眠型态紊乱　与患者呼吸困难、不能取自然卧姿有关。

4. 自理缺陷　与患者活动后喘憋加重有关。

5. 焦虑　与担心疾病预后有关。

6. 潜在并发症　呼吸衰竭。

【情景3】针对该患者应采取哪些护理措施?

【提示】

1. 休息与体位　为患者安置半卧位或端坐位,限制活动,保持环境安静。

2. 鼻导管吸氧　调节氧流量4~6 L/min。湿化液用温水,以防寒冷刺激呼吸道,加重哮喘。

3. 建立静脉通道　应用支气管舒张剂。

4. 采集血标本　做血气分析,监测氧饱和度。

5. 饮食指导　饮食清淡易消化,多饮水。

6. 心理护理　消除焦虑。

7. 协助排痰　拍背、吸痰、雾化吸入。

8. 严密观察病情　监测生命体征,药物副作用。

9. 正确使用吸入器。

10. 健康教育　告知哮喘诱发因素,用药注意事项;指导患者适宜锻炼。

案例 11

患者,袁某,女,58 岁。发热 1 周,图 1–1 为其住院前 1 周的体温曲线,以“发热待查”于上午 8 时入院。

体格检查:T 40. 6 ℃, P 110 次/min, R 28 次/min, BP 138/88 mmHg,神志清楚,面色潮红,皮肤灼热,口唇干裂,体质消瘦。

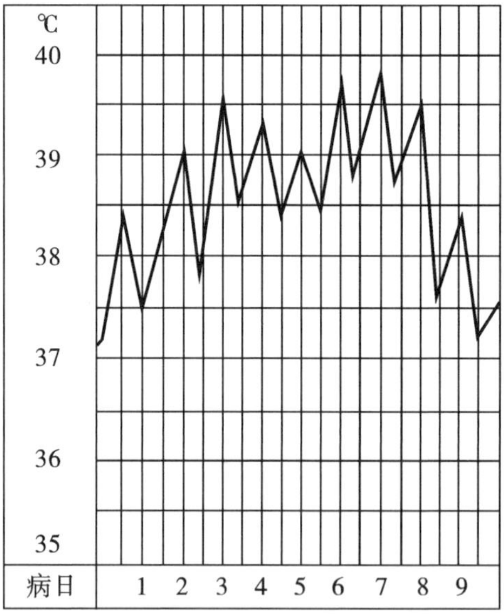

图 1–1　体温曲线

【情景 1】患者目前存在的主要护理问题是什么? 属于何种热型?

发热程度如何？如果你是责任护士，将从哪些方面护理患者？

【情景 2】住院后第 6 日，检查发现：患者口腔黏膜破溃，创面上附着有白色膜状物。该患者发生了什么情况？为患者做口腔护理时应注意哪些问题？

案例 12

患者，杨某，男，16 岁。“发热伴咳嗽 2 d”入院，入院诊断“大叶性肺炎”。医嘱：青霉素 800 万 U 加入 NS 500 mL 静脉滴注。

【情景 1】在给患者用药前，你首先需要对患者进行哪些方面的评估？

【情景 2】如何对该患者进行健康指导？

案例 13

患者，马某，男，70 岁。因"反复咳嗽、咳痰 20 余年，活动后憋气 10 余年，加重伴发热 3 d，突然出现呼吸困难及严重发绀半小时"急诊入院。患者 20 年前受凉后咳嗽、咳痰，冬季加重，白色黏痰，反复发作，每次服药后缓解。10 年前出现活动后气促胸闷，逐渐加重，迁延不愈。2 d 前受凉后上述症状加重，咯黄色痰，黏稠不易咳出，伴发热，夜间不能平卧入眠。吸烟史 30 余年，存在焦虑心理。医疗诊断：慢性支气管炎、阻塞性肺气肿。

体格检查：T 38.5 ℃，P 106 次/min，R 26 次/min，BP 140/80 mmHg，神志清，半坐卧位，颈静脉怒张。桶状胸，呼吸急促，双肺呼吸音低，双肺底可闻及湿啰音，双下肢无水肿。

辅助检查：①血常规：白细胞 9.89×10^9/L，中性粒细胞 84%；②血气分析：PaO_2 65 mmHg，$PaCO_2$ 56 mmHg，pH 值 7.36。

【情景 1】该患者目前存在哪些护理问题？应采取哪些护理措施？

【情景 2】为该患者吸氧时应注意什么？

【情景 3】如何对该患者进行健康教育？

案例 14

患者，林某，女，16 岁，162 cm，50 kg。近 2 个月来乏力明显，体重减轻 5 kg，伴有多尿、多饮、多食症状，2 d 来无明显诱因上腹痛、恶心、呕吐，1 d 来症状加重，2 h 前出现神志不清，急诊入院。

体格检查：T 36 ℃，P 104 次/min，R 30 次/min，BP 80/60 mmHg，浅昏迷状，潮式呼吸，有烂苹果味，无发绀，HR 104 次/min，律齐，双肺呼吸音正常，未闻及啰音。腹平坦、软，上腹部压痛反应（±），肠鸣音低下，四肢软，皮肤凉。

实验室检查：①血生化，即刻血糖 21.3 mmol/L，Na^+ 145 mmol/L，K^+ 5.0 mmol/L，BUN 22.6 mmol/L，Cr 202.2 mmol/L，血 pH 7.15，CO_2CP 12.5 mmol/L；②尿常规，尿糖（++++），尿酮（+++）。

【情景 1】该患者可能的医疗诊断是什么？诊断依据是什么？

【情景 2】作为责任护士，如何对该患者实施急救措施？

【情景3】病情稳定后如何对该患者进行健康教育?

案例15

患者,穆某,男,61岁。吸烟40年,既往糖尿病史5年,春节与家人聚餐,情绪激动时突然跌倒,意识丧失,呼吸变深成鼾音,颈软无抵抗,左侧肢体瘫痪,肌张力低下,急诊以“急性脑出血”收入院。

【情景1】如果你是当班护士,如何接诊该患者?

【情景2】该患者为胰岛素依赖型糖尿病,医嘱:早、中、晚餐前30 min,皮下注射胰岛素6 U、6 U、4 U,如何实施?

案例16

患者,陆某,男,58岁。因突起右侧肢体活动障碍,言语不能2 d

由急诊收入院。

体格检查:T 36.6 ℃,P 90 次/min,R 20 次/min,BP 150/90 mmHg,双侧瞳孔等大等圆。入院诊断为“脑梗死”,入住神经内科病房。

【情景 1】作为值班护士,如何对患者进行护理评估?

【情景 2】患者午餐后突发双眼上吊,牙关紧闭,口吐白沫,双上肢屈曲,双拳紧握,双下肢伸直,持续约 30 s;神志不清,呼之不应,间隔 20 min 后,再次出现此症状,持续约 10 s,有小便失禁,约 30 min 后,患者能唤醒,但有烦躁。请判断患者目前出现了什么情况?此时第一时间应对患者实施何种操作?

【情景 3】患者经详细治疗后病情稳定,3 周后经医生确诊同意其出院。作为责任护士如何为患者及家属进行健康指导?

附 情境模拟教学案例

心绞痛患者护理模拟教学案例

【模拟教学目标】

1. 完成心绞痛患者入院评估。
2. 识别患者心绞痛发作。
3. 患者心绞痛发作时护士能够有效配合及处理。
4. 识别心电图。
5. 正确运用SBAR沟通模式向医生汇报患者病情。
6. 与患者和家属有效沟通。

【模拟教学流程】

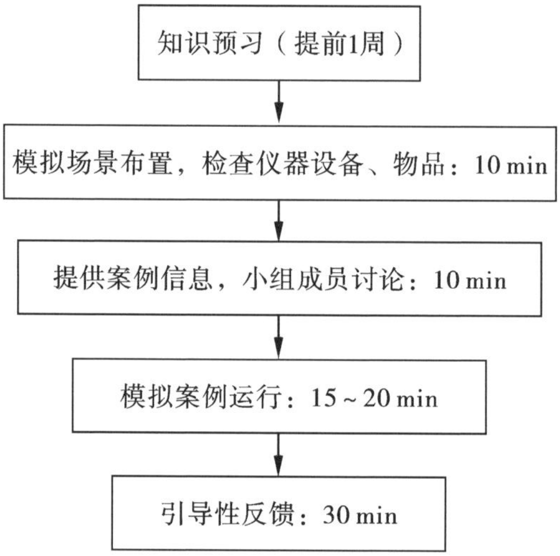

【模拟教学前学生准备】

1. 查阅心绞痛相关资料　包括病因、临床表现、护理措施、健康教育等。

2. 小组成员明确分工　确定模拟教学中各自的角色与任务(1名责任护士、2名辅助护士、1名家属、2名观察员)。

【模拟情景布置】

1. 学生角色　1 名责任护士、2 名辅助护士、1 名家属、2 名观察员。

2. 协助者(模拟实验室人员、学生或标准化患者)　家属、病房医生。

3. 情景场所　心内科病房 1 床。

4. 模拟人的准备　高仿真模拟人或 SP,患者右手手腕戴上腕带。

5. 物品准备　床头卡、心电监护仪、氧气吸入装置、听诊器、心电图机、治疗盘一套、输液卡、病历夹(长期医嘱单、临时医嘱单、护理记录单)、洗手液。

6. 所需药物　扩血管药物(硝酸甘油,舌下含服、静脉泵入);活血化瘀药物(丹参酮ⅡA 磺酸钠注射液,静脉滴注);减慢心率药物(酒石酸美托洛尔注射液,静脉滴注)。

【模拟案例信息】(模拟案例运行前 15 min 提供)

1. 案例

患者,李某,男,60 岁。12 年前无明显诱因出现心悸、胸闷,伴有头痛、恶心,偶有胸痛,疼痛位于心前区,并向左肩放射。1 h 前患者劳累后上述症状加重并伴有出汗、气促而急诊入院。门诊以"心绞痛"收入院。

入院查体:T 36.5 ℃,P 104 次/min,R 26 次/min,BP 150/104 mmHg。神志清楚,颈静脉未见异常,胸廓正常,肋间隙未见异常,双肺呼吸音粗,未闻及干湿啰音。心前区无隆起,心尖搏动正常,无心包摩擦音,未触及震颤、心界正常,心律齐,各瓣膜听诊区未闻及明显杂音。腹部平坦,肝脾肋下未触及,胸部及上腹部轻压痛,无反跳痛,移动性浊音阴性,肝颈静脉回流征阴性,周围血管征阴性,双下肢无水肿。辅助检查:心电图提示 ST 段压低≥0.1 mV,窦性心律,律齐。

既往史:高血压病史 8 年,最高达 180/120 mmHg,服用降压药"厄贝沙坦"控制血压,自诉控制效果佳。否认糖尿病史、脑血管病史、精神病史,否认肝炎、疟疾、结核等传染病史,否认外伤史、输血史,否认过敏史,预防接种随当地。

2. 模拟情景

患者出现心前区压榨性疼痛，疼痛向左肩放射，伴有出汗、气促，且有高血压病史。你作为责任护士，迅速对患者进行评估和处理，且配合医生执行医嘱。

3. 模拟案例运行

时间分配	监测设置	患者/模拟人	学生干预	线索/提示
0 ~ 5 min	T:36.5 ℃ P:106 次/min R:27 次/min BP:150/102 mmHg SpO_2:92%	患者心前区疼痛，疼痛向左肩放射，伴有出汗、呼吸气促	1. 搀扶患者到病房，抬高床头，安慰患者让其放松（非急诊患者护士要洗手，自我介绍，确定患者身份） 2. 呼叫其他护士通知医生 3. 舌下含服硝酸甘油 4. 心电监护 5. 氧气吸入 6. 床旁心电图 7. 建立静脉通道	提供线索的角色成员： 患者/家属 家属： “应该怎么称呼您？患者这样躺着特别不舒服？能不能床摇高点？” 家属： “一直闷气不舒服，您们快想想办法啊！”
6 ~ 10 min	T:36.2 ℃ P:108 次/min R:28 次/min BP:142/96 mmHg SpO_2:92%	持续心前区疼痛，胸闷、气促	1. 运用 SBAR 向医生汇报病情 2. 遵医嘱立即硝酸甘油静脉泵入 3. 另建一条通道，美托洛尔静脉滴注，丹参酮静脉滴注	家属： “这是什么药啊？会不会有副作用啊？”
11 ~ 15 min	T:36.4 ℃ P:86 次/min R:18 次/min BP:136/88 mmHg SpO_2:96%	心前区疼痛缓解，呼吸平稳	1. 整理床单位 2. 给予心理护理 3. 健康宣教 4. 记录	家属： “他以后还会不会再犯病？” 患者：“我以后怎么预防？”

备注：当学生未提供相应的干预措施时，患者家属给予提示。

新乡医学院三全学院长期医嘱单

姓名:李×　性别:男　年龄:60 岁　科室:心内科　床号:1 床　住院号:2019032300

起始 日期	起始 时间	医嘱内容		医师签名	护士签名	停止 日期	停止 时间	医师签名	护士签名
2019.3.23	10 am	内科护理常规		王×	林×				
2019.3.23	10 am	一级护理		王×	林×				
2019.3.23	10 am	留陪 1 人		王×	林×				
2019.3.23	10 am	心电监护		王×	林×				
2019.3.23	10 am	5% GS 250 mL	静脉泵入 10 μg/min, qd	王×	李×				
2019.3.23	10 am	硝酸甘油 10 mg		王×	李×				
2019.3.23	10 am	5% GS 250 mL 酒石酸美托洛尔注射液 5 mg	静脉滴注 15～20 滴/min, qd	王×	林×				
2019.3.23	10 am	5% GS 250 mL	静脉滴注 40～60 滴/min, qd	王×	林×				
2019.3.23	10 am	丹参酮ⅡA 磺酸钠注射液 40 mg		王×	林×				
2019.3.23	10 am	氧气吸入 3 L/min		王×	林×				

新乡医学院三全学院临时医嘱单

姓名:李× 性别:男 年龄:60 岁 科室:心内科 床号:1 床 住院号:2019032300

日期	时间	医 嘱 内 容		医师签名	日期	时间	护士签名
2019.3.23	10 am	血常规		王×	3.23	10 am	林×
2019.3.23	10 am	心肌酶谱		王×	3.23	10 am	林×
2019.3.23	10 am	尿常规		王×	3.23	10 am	林×
2019.3.23	10 am	大便常规		王×	3.23	10 am	林×
2019.3.23	10 am	床旁心电图 St		王×			
2019.3.23	10 am	5% GS 250 mL	静脉泵入 10 μg/min	王×			
2019.3.23	10 am	硝酸甘油 10 mg		王×			
2019.3.23	10 am	5% GS 250 mL	静脉滴注	王×			
		酒石酸美托洛尔注射液 5 mg					
2019.3.23	10 am	5% GS 250 mL	静脉滴注	王×			
		丹参酮ⅡA 磺酸钠注射液 40 mg					

新乡医学院三全学院护理记录单

姓名:李×　性别:男　年龄:60 岁　科室:心内科　床号:1 床　住院号:2019032300

日期	时间	体温 ℃	脉搏 次/min	呼吸 次/min	血压 mmHg	护理记录内容	护士 签名
2019.3.23	10 am	36.5	106	27	150/102	患者心前区疼痛,疼痛向左肩放射,伴有出汗、呼吸急促。立即给予抬高床头,含服硝酸甘油,氧气吸入,床旁心电图。建立静脉通道,硝酸甘油 10 mg+5% GS 250 mL,静脉泵入,酒石酸美托洛尔注射液 5 mg+5% GS 250 mL,静脉滴注,密切观察患者病情变化	林×
2019.3.23	10:30 am	36.4	86	18	136/88	患者于 10:10 am 心前区疼痛缓解,呼吸平稳。现生命体征平稳,治疗持续进行中,密切观察患者病情变化	林×

【引导性反馈】(教师讨论提纲参考要点)

1. 开放性问题

(1)你对这次模拟活动的感觉怎么样?

(2)你觉得哪些方面你做得好?如果再做一次,哪些方面可能会做的不一样?

(3)你从这次模拟练习中学到了什么?

(4)你在操作方面做得好的方面有哪些?不足之处有哪些?

2. 疾病护理方面

(1)当患者心前区疼痛时,你是怎么想的?

(2)在评估该患者时,你做了哪些工作?该患者存在哪些护理问题?

(3)预防心绞痛发作的护理措施有哪些?

3. 沟通、协作方面

(1)运用 SBAR 模式报告给医生,在执行医生口头医嘱时要注意哪些?

(2)在与患者或家属沟通的过程中,你认为哪些方面还需要改进?

(3)如何安抚家属的焦虑、急躁情绪?

(4)在该患者实施护理过程中,医务人员之间有哪些合作?你认为合作得较好的地方有哪些?有待改善的地方有哪些?

【课后评价】

情景设置评价占 20%、学生表现评价占 50%、反思评价占 30%等。

模块二

外科护理学案例

案例 1

患者,汪某,女,40 岁。因"突发上腹部剧烈疼痛,伴恶心、呕吐、寒战、高热及黄疸 1 d"被送至医院急救中心。患者自诉既往有"胆管结石"病史。

体格检查:神志清楚、表情淡漠、面色潮红、四肢冰凉,发病以来尿量明显减少。T 40.1 ℃,P 136 次/min,R 36 次/min,BP 75/54 mmHg。

辅助检查:①血常规,白细胞 $26×10^9$/L,中性粒细胞比例明显升高;②B 超提示,胆管内可见强光团伴声影,胆总管有扩张。

急救中心以"胆管结石、急性胆管炎伴感染性休克"收住普外科病房治疗,并电话通知普外科病房护士。

【情景 1】假如你是普外科当班护士,接到急救中心电话后应立即做哪些准备?

【提示】

1. 准备床单位,铺暂空床,或将备用床改为暂空床。
2. 准备静脉输液、吸氧装置。

【情景 2】患者送入病房后,遵医嘱立即给予补液、抗感染、抗休克、监测生命体征等紧急处理。①其急救过程中,护士需要的护理操作技能有哪些?②此时,患者应采取哪种合适的体位?其目的是什么?

【提示】

1. 测量体温、脉搏、呼吸、血压;周围静脉输液;鼻导管吸氧;物理降温。
2. 安置患者休克卧位。
3. 目的是增加回心血量,改善重要器官的血液供应。

【情景 3】经积极补液、抗休克、抗感染等处理后,患者生命体征逐渐平稳,拟紧急手术治疗,术前医嘱:急查血电解质、交叉配血、留置胃管和导尿管。要执行上述医嘱需要进行哪些护理操作?

【提示】

1. 静脉血标本采集(血生化、配血)。

2. 插胃管。

3. 女患者留置导尿术。

【情景4】患者在全麻下实施了“胆总管切开减压、T管引流术”,回病房后全麻尚未清醒,腹部留置有腹腔引流管和T管分别接引流袋。请问:①此时患者应采取什么卧位?②采取该卧位的目的是什么?

【提示】

1. 采取的卧位　去枕仰卧位,头偏向一侧。

2. 目的　防止呕吐物误入气管引起窒息或肺部并发症。

【情景5】患者全麻清醒,生命体征平稳。此时,采取哪种卧位有利于术后引流和康复?

【提示】半坐卧位。

【情景6】患者术后康复顺利,遵医嘱出院,但T管需要继续保留3周时间,假如你是责任护士,请针对患者带T管出院进行健康指导。

【提示】讲解T管引流目的、注意事项,指导患者和家属进行以下护理:

1. 妥善固定引流管和适当位置放置引流袋,防止管道脱出和胆汁逆流。

2. 衣着宽松,避免管道受压或扭曲,确保引流通畅。

3. 避免提取重物或过度活动,以防牵拉T管导致脱出。

4. 淋浴时用塑料薄膜覆盖引流口处及引流袋,避免感染。

5. 局部定时换药,敷料渗湿及时更换。

6. 观察并记录胆汁引流量、颜色及性状。

7. 发现引流液异常、引流管脱出或身体不适及时就诊。

8. 遵医嘱定时随诊复查。

案例 2

患者，尚某，女，43 岁。因"颅脑创伤"收住神经外科。患者生命体征平稳，意识模糊，遵医嘱给予流质饮食。喂食过程中护士发现患者出现呛咳现象，为避免患者发生误咽、窒息，立即通知医生将医嘱改为管饲饮食。

【情景 1】什么是鼻饲饮食？操作过程中应注意哪些事项？

【提示】

1. 鼻饲饮食　经胃肠道插入导管，给患者提供必需的食物、营养液、水及药物的方法。

2. 操作过程中的注意事项

(1)插管动作轻柔，避免损伤食管黏膜。

(2)插管过程中注意观察，若患者出现呛咳、呼吸困难、发绀等现象，表明胃管误入气管，应立即拔出，休息片刻后再重新插入。

(3)每次鼻饲前应先验证胃管在胃内，鼻饲完毕后再次注入少量温开水，以防鼻饲液凝结并黏附于管腔。

(4)首次鼻饲应量少、速度慢，使患者逐渐适应。每次鼻饲量不应超过 200 mL，间隔时间不少于 2 h。

【情景 2】若患者意识状态无改善，不能经口腔进食，需要较长时间鼻饲饮食，为预防口腔感染，还应实施什么操作？

【提示】特殊口腔护理。

【情景 3】责任护士在评估病情时发现患者尿量较少，经体检发现耻骨上膨隆，并触及囊性包块，叩诊呈实音，诊断为尿潴留。如果你是责任护士，此时应如何处理？

【提示】留置导尿术。

案例 3

患者,沈某,女,35岁。因车祸致头部损伤、昏迷1 h急诊入院,经CT检查初步诊断为“左额颞顶部硬膜下血肿、颅底骨折”,拟急诊行“血肿清除术”。

【情景1】患者进入手术室后,作为当班护士应做哪些准备工作?

【提示】

1. 铺麻醉床。
2. 准备吸氧、吸痰、输液、心电监护等。

【情景2】患者术后回病房,作为当班护士应如何接待患者?

【提示】

1. 向麻醉师、手术医师了解麻醉和手术情况。
2. 测量生命体征、意识、瞳孔,根据情况接引流管、心电监护、静脉输液、吸氧、吸痰。
3. 向患者家属讲解目前病情、主要护理措施及注意事项,以取得配合。

【情景3】术后患者处于昏迷状态,①存在哪些主要护理问题?②应采取哪些护理措施?

【提示】

1. 主要护理问题

(1)急性意识障碍　与颅脑损伤致神经受损、颅内压增高等有关。

(2)有窒息的危险　与呼吸道分泌物误吸有关。

(3)有皮肤完整性受损的危险　与意识障碍不能自主活动有关。

(4)营养失调:低于机体需要量　与意识障碍不能自主进食有关。

(5)潜在并发症　术后继发出血、脑疝、感染。

2. 护理措施

(1)严密观察病情变化,监测意识状态、生命体征、瞳孔变化、神经系统体征,及时发现术后继发出血、颅内压升高、脑疝等并发症。

(2)及时吸痰,必要时给予雾化吸入,保持呼吸道通畅。

(3)定时翻身、叩背、按摩受压部位的皮肤。

(4)根据病情给予静脉营养支持或鼻饲,保证机体康复所需营养素。

(5)遵医嘱应用抗生素预防感染,做好口腔护理、留置尿管护理。

(6)健康教育,向家属讲解采取翻身、叩背、吸痰、鼻饲等护理措施的目的及注意事项,以取得配合。

案例4

患者,宋某,女,42岁。以"疲乏、怕热多汗、易饥饿、心慌不适"为主诉就诊。近半年来,患者自觉性情较前急躁,易激动,夜间睡眠差,稍劳作即感心悸、出汗较多,并常感饥饿,饮食量逐渐增多;一个月前其家人无意中发现患者颈部增粗,随来医院就诊。

体格检查:T 37 ℃,P 120 次/min,BP 140/80 mmHg。发育正常,营养中等,面潮红,唇稍发绀,双手震颤。气管居中,双侧甲状腺呈弥漫性对称肿大,质软、表面光滑,无结节,随吞咽上下活动;腺体局部可闻及血管杂音。基础代谢率+45%。彩超提示甲状腺Ⅱ°肿大;放射性碘摄取试验24 h超过总量的60%。

根据临床表现及辅助检查结果,初步诊断为甲状腺功能亢进,拟择期手术治疗。

【情景1】患者住院后即进行手术前准备,每天需要测定基础代谢率。请问:

1. 测定基础代谢率需要哪些护理操作?

2. 该患者清晨、空腹、静卧时,测得BP 140/76 mmHg,P 96次/min,请根据你学过的专业知识,计算出患者的基础代谢率。

【提示】

1. 测量血压、脉率。

2. 基础代谢率(%)=(脉率+脉压)-111。

【情景2】经过充分的术前准备,在麻醉下行甲状腺大部切除术,医嘱:术前 30 min 地西泮 10 mg IM、阿托品 0.5 mg IM,请执行术前医嘱。

【提示】肌内注射。

【情景 3】患者进入手术室后,病房护士还需要做哪些准备工作?

【提示】

1. 铺麻醉床。
2. 床边备吸引装置、氧疗装置、气管切开包等。

【情景 4】术后 2 h,护士巡视病房时发现患者呼吸急促、烦躁,此时应该如何处理?

【提示】立即测量生命体征、吸氧、检查颈部切口渗血情况、通知医生。

案例 5

患者,赵某,男,36 岁。工作期间突发右腰部剧烈疼痛,并向下腹部和会阴部放射,伴恶心、呕吐,呕吐物为胃内食物,疼痛过后排出少量血尿。

体格检查:腹部平软、无压痛及肌紧张,右腰部有叩击痛。可疑泌尿系结石,为明确诊断,医生让患者摄 X 射线尿路平片(KUB)。

【情景 1】摄 KUB 前需要做肠道准备,以清除肠道内的气体和粪便,确保 KUB 的显影质量。假如你是接诊护士,此时应实施哪项操作?

【提示】大量不保留灌肠。

【情景 2】根据临床表现及 KUB 检查结果,初步诊断为"右肾结石",门诊护士将其送入泌尿外科病房。如果你是病房接诊护士,此时应做哪些工作?

【提示】
1. 接待新患者，入院教育。
2. 准备床单位（铺床）。
3. 测量生命体征、测体重等。

【情景3】通过对患者病情综合分析，拟行内镜取石手术。医生开出术前医嘱：检查肝功能、肾功能、交叉配血、青霉素皮试、备皮。请执行术前医嘱。

【提示】
1. 静脉血标本采集。
2. 皮内注射。
3. 手术区备皮。

【情景4】经过充分术前准备，患者如期被推入手术室。假如你是责任护士，此时应该做哪些准备工作，以迎接患者手术归来。

【提示】
1. 准备麻醉床。
2. 准备吸氧、静脉输液及四测物品等。

案例6

患者，李某，30岁，建筑工人。工作期间不慎被钢筋棒刺伤小腿，立即被送往医院就诊。患者呈痛苦面容、精神差，局部伤口较深、出血、触痛较甚。为预防患者感染破伤风，医护人员立即对伤口进行以下清创处理：仔细探查伤口情况，清除伤口内异物、积血及坏死组织，并用3%过氧化氢溶液彻底冲洗伤口。

【情景1】假如你是当班护士，协助医生清创处理伤口需要哪些操作技能？

【提示】打开无菌包、使用无菌持物钳、取无菌物品、铺无菌盘、戴无菌手套、打开无菌溶液（用NS冲洗手套）。

【情景2】通过评估患者，得知其受伤前未接受过破伤风主动免疫，为预防感染破伤风，医生吩咐破伤风抗毒素（TAT）过敏试验。假如患者过敏试验结果阳性，该如何处理？

【提示】

1. 配制 TAT 皮试液、皮内注射 TAT。

2. TAT 脱敏注射。

案例 7

患者，张某，男，38 岁。以“上腹部剧痛 10 h”为主诉急诊住院。患者午餐后突发上腹部刀割样疼痛，并迅速蔓延至全腹，仍以上腹部最重。在当地社区医院给予颠茄合剂口服，腹痛不能缓解。发病后呕吐 2 次，为胃内容物，无咖啡色液或血液；小便正常，肛门未排气排便。既往有“十二指肠溃疡”病史，近期常有上腹痛发作，药物治疗效果差。

体格检查：痛苦面容，蜷曲卧位，腹部轻度膨隆，腹式呼吸消失，腹肌紧张，腹部有明显压痛及反跳痛，移动性浊音阳性，肝浊音界缩小，未闻及肠鸣音。腹部 X 线检查可见膈下游离气体。

初步诊断：十二指肠溃疡穿孔合并急性弥漫性腹膜炎。

【情景 1】假如你是接诊护士，①对患者进行全面评估，提出其存在的主要护理问题。②此时，采取哪种卧位最合适？并向患者解释采取该卧位的目的及意义。

【提示】

1. 测量生命体征。

2. 存在的主要护理问题

（1）疼痛　与溃疡穿孔后消化液对腹膜的强烈刺激有关。

（2）体液不足　与腹膜大量渗出、消化液丢失、呕吐等有关。

（3）潜在并发症　腹腔感染、肠粘连。

3. 采取半坐卧位。

4. 取半坐卧位目的及意义

（1）有利于穿孔后漏出的消化液积聚于盆腔最低位，减少毒素的吸收。

(2)降低腹部肌张力以减轻腹痛。

(3)使膈肌下降,减轻腹胀,有利于改善呼吸功能。

【情景 2】在全麻下实施了毕Ⅱ式胃大部切除术,患者术后回病房,全麻尚未清醒,此时应采取哪种卧位?为什么?

【提示】

去枕仰卧位,头偏向一侧;为防止呕吐物误入气管引起窒息及肺部并发症。

【情景 3】因术前并发弥漫性腹膜炎及术后卧床,护士发现患者肠鸣音减弱、气管内分泌物较多、有痰鸣音。目前患者可能出现的并发症是什么?

【提示】肠粘连、肺部感染。

【情景 4】为预防上述并发症,请对患者进行健康教育。

【提示】

1. 预防肠粘连　术后早期协助患者床上翻身,病情许可时鼓励早下床活动,并逐渐增加活动量和活动范围,以促进肠蠕动恢复。

2. 预防肺部感染　指导深呼吸、有效咳痰等,必要时给予雾化吸入。

案例 8

患者,申某,男,24 岁。因头部受伤 8 h 就诊。亲属代诉患者伤后即出现意识丧失,持续约 3 h 后清醒,自诉头痛、恶心,呕吐较频繁,呈喷射状。2 h 前,患者再度出现意识丧失。

体格检查:患者处于深昏迷状态,右侧瞳孔散大,对光反射消失,左侧下肢病理征阳性。CT 提示颅骨骨折,骨折线通过脑膜中动脉沟。初步诊断为:颅内血肿,拟急诊行手术治疗。

【情景 1】根据临床表现,该患者属于哪种类型的颅内血肿?

【提示】

急性硬脑膜外血肿。

【情景 2】假如你是接诊护士，请对患者进行全面评估，提出目前存在的主要护理问题？

【提示】

1. 急性意识障碍　与颅内血肿压迫、颅内压增高有关。

2. 清理呼吸道无效　与颅脑受伤后意识障碍有关。

3. 潜在并发症　脑疝、术后血肿复发等。

【情景 3】针对该患者病情，手术前应采取哪些急救护理措施？

1. 迅速建立静脉通路，给予 20% 甘露醇 250 mL 快速静滴（20 ~ 30 min 内滴完），地塞米松 10 mg 静脉注射，尽快降低颅内压，控制脑疝，为手术赢得时间。

2. 及时清除呼吸道分泌物，必要时吸痰，抬高床头侧卧位，避免呕吐致误吸。

3. 给予氧气吸入。

4. 静脉采血行交叉配血试验、定血型、备手术用血。

5. 尽快行手术区备皮——剃净头部毛发。

6. 严密观察病情，及时发现脑疝迹象，准备好气管插管器械、吸引器、呼吸机及脑室穿刺用品等抢救物品。

案例 9

患者，杜某，男，26 岁。以“上腹部、脐周疼痛 6 h”为主诉入住普外科病房，患者自诉乏力、恶心、呕吐。

体格检查：痛苦病容，下肢屈曲，T 38 ℃，P 106 次/min，BP 120/80 mmHg；右下腹麦氏点处压痛明显、局部腹肌紧张。血常规：白细胞 1.2×10^9/L，中性粒细胞 80%。初步诊断“急性化脓性阑尾炎”，拟急诊行阑尾切除术。

【情景 1】作为普外科接诊护士，请对患者进行全面评估，找出其存在的主要护理问题。

【提示】

1. 疼痛　与阑尾炎症刺激壁腹膜、手术创伤有关。
2. 体温过高　与阑尾化脓毒素吸收有关。
3. 潜在并发症　腹腔脓肿、切口感染、肠粘连等。

【情景 2】患者需要紧急手术，其术前准备有哪些？

【提示】

1. 迅速建立静脉通道。
2. 测量生命体征、取半坐卧位。
3. 采集血标本、手术区备皮、肌内注射术前用药、药物过敏试验。
4. 心理疏导，减轻恐惧、焦虑。
5. 进手术室之前排空膀胱。

【情景 3】为预防手术后发生肠粘连，应从哪些方面对患者进行健康教育？

【提示】

讲解发生肠粘连的原因，鼓励患者术后早期床上翻身、活动肢体，麻醉反应消失后及时下床活动，以促进肠蠕动恢复，预防肠粘连。

案例 10

患者，孙某，女，26 岁。被汽车撞伤 1 h 来诊，主诉右侧胸痛难忍。

体格检查：神智清，口唇发绀，呼吸急促，烦躁不安，脉搏细速，四肢湿冷。T 36.5 ℃，P 104 次/min，R 25 次/min，BP 80/60 mmHg。右侧胸壁软组织损伤，有一 2 cm×3 cm 裂口，见肋骨断端，出血不止，伤口可听到“嘶嘶”声。

【情景 1】该患者最可能的医疗诊断是什么？

【提示】

开放性肋骨骨折、开放性气胸、创伤性休克。

【情景 2】针对患者目前状况，应采取哪些急救措施？

1. 立即封闭伤口，用厚棉垫加压包扎。

2. 氧气吸入。
3. 静脉输液、输血,抗休克治疗。
4. 做好清创或剖胸探查前准备。
5. 及时注射破伤风抗毒素和应用抗生素。
6. 准备好胸腔闭式引流装置,并协助医生行胸膜腔闭式引流。
7. 密切观察病情,定时测量生命体征。
8. 做好心理护理。

案例 11

患者,程某,男,66 岁。因间断性黏液血便 2 月余,纤维结肠镜提示“直肠癌”,收治入院。既往身体状况一般,患病以来食欲差,乏力,大便每日 4 ~7 次,量 200 ~400 g,混有少量黏液、血。现患者情绪低落,担心疾病预后,不知道如何配合手术治疗。生命体征在正常范围。

【情景 1】患者目前主要存在哪些护理问题?

【提示】
1. 腹泻　与直肠病变有关。
2. 营养失调:低于机体需要量　与摄入不足,消耗过多有关。
3. 焦虑　与担心疾病预后及手术治疗有关。
4. 知识缺乏　患者缺乏直肠癌治疗及手术配合知识。

【情景 2】如何对该患者进行术前护理?
1. 心理护理　耐心倾听患者的心理感受,帮助其减轻焦虑。
2. 健康教育　介绍有关检查治疗的知识,使患者配合治疗。
3. 病情观察　监测生命体征,观察便血症状,及时发现异常。
4. 维持足够的营养　多进食高热量、高蛋白、高维生素、易于消化的少渣饮食,必要时静脉输液,维持水、电解质、酸碱平衡。
5. 做好肠道准备　术前 3 d 进少渣半流饮食,术前 2 d 进流质,术前 1 d 晚、术日晨禁食。术前 3 d 口服缓泻剂,术前 1 d 晚及术日晨清洁灌肠,或采用口服甘露醇进行肠道准备。术前 3 d 开始遵医嘱口服肠道杀菌药,同时肌内注射维生素 K。

6. 其他术前准备 完善术前检查，术日晨禁食，放置胃肠减压管。术前教会患者有效咳嗽、床上活动的方法。

案例 12

患者，张某，男，43 岁，上腹部被汽车撞伤 3 h 急诊入院。患者面色苍白，口渴、尿少、腹痛，精神紧张，P 120 次/min，BP 80/62 mmHg，腹穿有不凝固血液。

【**情景 1**】患者可能的医疗诊断是什么？按照轻重缓急的原则找出患者的主要护理问题。

【**提示**】

1. 患者最可能的医疗诊断 外伤性脾破裂、失血性休克。

2. 护理问题

(1) 体液不足 与腹腔内出血、呕吐等导致体液丢失有关。

(2) 组织灌流量改变 与有效循环血量减少有关。

(3) 气体交换受损 与肺组织灌流量不足、肺水肿有关。

(4) 疼痛 与腹部损伤、出血刺激腹膜有关。

(5) 潜在并发症 腹腔感染等。

(6) 恐惧 与大量失血有关。

【**情景 2**】本案例的首优护理问题是什么？应采取哪些护理措施？

【**提示**】

1. 首优护理问题：体液不足 与腹腔内出血、呕吐等导致体液丢失有关。

2. 护理措施

(1) 迅速建立两个静脉通道，以确保迅速有效地补充血容量。

(2) 密切观察生命体征、意识、面唇颜色、趾端皮肤颜色及中心静脉压的变化。

(3) 观察尿量与尿比重，以判断有无急性肾衰竭、补液量是否足够、休克有无好转。

(4) 安置休克卧位，以增加回心血量及心排出量，有利于呼吸。

(5)认真记录出入量,为治疗提供参考依据。

【情景3】你认为本案例涉及的护理操作有哪些?

【提示】

病史采集、休克卧位、静脉输液、心电监护、测量生命体征、导尿、吸氧、配血等。

案例13

患者,陈某,女,68岁。因外伤后右髋疼痛活动受限2 d入院。患者2 d前不慎跌倒受伤,伤后即感右髋剧疼,不能站立行走,休息无好转,情绪悲观。

体格检查:右髋叩痛,活动受限,被动活动疼痛加剧,右下肢外旋缩短畸形,有纵向叩击痛,末梢循环好,足趾活动可。X射线检查证实为“右股骨颈骨折”。

【情景1】作为陈某的责任护士,你认为该患者目前主要的护理问题有哪些?

【提示】

1. 疼痛 与股骨颈损伤有关。
2. 躯体活动障碍 与骨折后疼痛及功能受限有关。
3. 自理能力缺陷 与骨折后躯体活动受限有关。
4. 焦虑、恐惧 与疼痛、长期卧床及担忧预后有关。
5. 有皮肤完整性受损的危险 与骨折后需要长期卧床有关。

【情景2】针对该患者的首优护理问题,实施相关护理措施。

【提示】

1. 该患者的首优护理问题:疼痛 与股骨颈损伤有关。
2. 护理措施

(1)评估患者疼痛部位、性质、程度及持续时间。

(2)遵医嘱给予镇痛药物,注意观察药物疗效及有无不良反应发生。

(3)应用局部冷敷、抬高伤肢等物理方法减轻伤肢水肿减轻疼痛程度。

(4)与患者多沟通交流,转移其注意力,减轻疼痛。

(5)注意观察患者身体受压部位皮肤情况,做好皮肤护理。

案例 14

患者,王某,男,17 岁,学生。有十二指肠溃疡病史 2 年。昨夜无明显诱因情况下突感上腹部刀割样剧烈疼痛,并迅速波及全腹,但仍以上腹部为重,伴轻度恶心、呕吐。其父母在外打工,3 h 前由其 70 岁的外祖母拨 120 将其送入医院。

体格检查:T 37.4 ℃,P 106 次/min,R 25 次/min,BP 100/60 mmHg。患者表情痛苦,不断呻吟,不愿移动体位。唇舌干燥,全腹压痛、肌紧张、反跳痛,肝浊音界缩小,移动性浊音阳性,肠鸣音消失。WBC 17.6×10^9/L,中性粒细胞 82%。腹部 X 线检查见膈下新月状游离气体。在给患者诊疗过程中,其外祖母感到力不从心。

【情景 1】该患者主要的护理问题有哪些?

【提示】

1.疼痛　与消化性溃疡穿孔后消化液对腹膜的强烈刺激有关。

2.体液不足　与溃疡急性穿孔后消化液大量丢失有关。

3.照顾者角色障碍　与年龄大,被照顾者病情重、急有关。

【情景 2】针对该患者的首优护理问题,请实施相关护理措施。

【提示】

1.该患者的首优护理问题:疼痛　与消化性溃疡穿孔后消化液对腹膜的强烈刺激有关。

2.主要护理措施

(1)禁饮食、持续胃肠减压　以减少胃肠内容物继续流入腹腔。

(2)采取合适体位　本例无明显休克,应采取半卧位,可减轻腹壁张力和疼痛。

(3)遵医嘱使用抗生素　有助于腹膜炎的控制,缓解腹痛。

案例 15

患者,刘某,女,31 岁。在一次意外事故中,头、面、胸部及双下肢广泛烧伤。8 h 后由社区转送入医院。

体格检查:T 37.8 ℃,P 110 次/min,R 26 次/min,BP 90/60 mmHg。患者神志尚清,诉口渴,面色苍白,痛苦呻吟,头面部广泛红斑,部分区域伴水疱,前胸散在有多个大小不等水疱。双下肢较多小水疱。所有创面均见较多渗液。

【情景 1】该患者主要的护理问题有哪些?

【提示】

1. 体液不足　与烧伤后大量体液自创面丢失、血容量减少有关。
2. 皮肤完整性受损　与烧伤导致组织破坏有关。
3. 潜在并发症　休克、感染、肢体畸形。

【情景 2】针对该患者的首优护理问题,请实施相关护理措施。

【提示】

1. 首优护理问题:体液不足　与烧伤后大量体液自创面丢失、血容量减少有关。

2. 主要护理措施

(1) 建立静脉输液通道,及时补液　迅速建立 2 条输液静脉通道,保证各种液体及时输入,尽早恢复有效循环血量。

(2) 合理安排输液种类和速度　遵循“先晶后胶,先盐后糖、先快后慢”的输液原则,合理安排输液种类和速度。

(3) 观察补液效果　根据尿量、心率、末梢循环、精神状态及中心静脉压等判断复苏的效果。

案例 16

患者,尹某,42 岁。因“突发大量呕血”送至医院急救中心。患者自诉:进食油炸食物后突然出现呕血,具体呕血量不详。既往病史:患乙型肝炎、肝硬化 7 年,伴门静脉高压症。

体格检查:神志清楚,表情淡漠,面色苍白,四肢湿冷。T 36.1 ℃,P 120 次/min,BP 90/60 mmHg。初步诊断:门静脉高压症伴食管胃底曲张静脉破裂出血、失血性休克,随即被转入普外科病房治疗。

【情景 1】患者送入病房后,立即给予补充血容量、吸氧、用止血药等抗休克治疗,上述治疗过程需要哪些操作技能?

【情景 2】经积极抢救,患者病情逐渐稳定。为预防发生肝性脑病,需及时给予大量不保留灌肠,以清除肠道内积血。请问:针对该患者的病情,应选择哪种灌肠液? 为什么?

【情景 3】责任护士在巡视病房时,发现患者出汗较多,被单已被汗液浸湿,在病情不允许患者下床的情况下,你将如何处理?

案例 17

患者,高某,女,53 岁。以“上腹部疼痛不适、食欲减退 2 个月”到医院就诊。患者2个月前开始出现上腹部不适、时有疼痛，伴反酸、嗳气，食欲减退。曾服用抗酸、止痛药无明显好转。经纤维胃镜检查初步诊断为“贲门胃底癌”。

体格检查：精神差，面色发黄，消瘦；心电图、胸部X射线检查均未发现异常。

医生针对患者的病情，拟于择期行胃癌根治手术，并开出术前医嘱：①查肝功能、肾功能；②交叉配血400 mL；③青霉素过敏试验；④术晨留置胃管、尿管；⑤地西泮10 mg、阿托品0.5 mg，术前30 min IM。

【情景1】要执行上述术前准备医嘱，需要哪些护理操作？

____

____

____

____

____

【情景2】经过充分术前准备，3 d后上午8:30患者被推入手术室。此时，病房护士需要做哪些准备工作，以迎接患者术后归来？

____

____

____

____

____

【情景3】患者术毕回病房，全麻未清醒，留置有腹腔引流管。请安置适当卧位、监测生命体征、鼻导管吸氧2 L/min，并做好记录。

____

____

____

____

____

【情景4】术后2 h，患者全麻清醒，生命体征稳定，此时，选择哪种卧位有利于减轻切口疼痛和腹腔引流？

案例 18

患者，高某，男，28 岁。工作期间不慎从 4 m 高处跌下，自诉“胸闷、胸痛”，半小时后被送至医院的急救中心。

体格检查：神志清楚、痛苦面容、呼吸急促、口唇发绀；右侧胸壁有淤血斑、肿胀、触痛明显，呼吸音减弱；胸部 X 射线提示右侧第 5～6 根肋骨骨折。急救中心以“右侧胸部损伤、肋骨骨折”收住胸外科病房。

【情景 1】假如你是当班护士，接到急救中心通知后应做哪些准备工作？

【情景 2】患者住院后，主管医生吩咐：①鼻导管吸氧 3 L/min；②NS 500 mL 加青霉素 800 万 U 静脉点滴。请执行医嘱。

【情景 3】患者因胸部疼痛不敢深呼吸和咳痰，导致呼吸道分泌物增多，听诊有明显痰鸣音。如果你是责任护士，此时应采取哪些措施协助患者排出呼吸道分泌物，以预防肺部感染？

案例 19

患者，毛某，女，46 岁。患者 2 个月前无意发现右侧乳房外上象限有一无痛性肿块，肿块起初较小，近 1 个月以来生长较快，遂来医院就诊。

体格检查：两侧乳房外形无改变，乳头无溢液，右乳外上象限可扪及 3 cm×4 cm 的肿块，边界不清、质硬、表面不光滑，活动度尚可，右侧腋窝可触及多个散在可推动的淋巴结。初步诊断为“右侧乳腺癌”。

【情景 1】若要进一步确诊，需要进行哪项检查？

【情景 2】经积极术前准备，于全麻下实施了乳腺癌改良根治术，为避免手术创伤导致患侧上肢功能障碍，应如何指导患者早期进行康复锻炼？

【情景 3】术后第 4 天，患者自诉患侧上肢有麻木感。经检查发现患侧上肢肿胀明显，假若你是责任护士，请向患者解释发生肿胀的原因,并指导和协助患者采取防治患肢肿胀的有效措施。

【情景4】患者出院前应从哪些方面对其进行健康教育?

案例20

患者,梁某,男,76岁。以"进行性吞咽困难4个月,伴乏力、体重减轻"为主诉就诊。经食管纤维内镜检查,初步诊断为"食管中段癌",收住胸外科病房。

体格检查:精神差,消瘦,口唇稍苍白;血常规、胸透、心电图检查未发现明显异常。医生通过对患者病情全面分析,拟行食管癌根治术,术前医嘱如下:交叉配血、先锋霉素Ⅵ过敏试验、术晨留置胃管和尿管。

【情景1】要执行上述术前准备医嘱,需要哪些操作?

【情景2】经积极术前准备,住院后第3天在全麻下实施了"食管癌切除、食管-胃吻合术",术后回病房,患者全麻尚未清醒。此时,最可能出现的并发症是什么？采取哪些措施可预防该并发症发生？

【情景3】食管-胃吻合术后，由于胃拉入胸腔，使肺受压、肺膨胀受限，易并发肺不张、肺炎。假如你是责任护士，应如何指导患者进行促使肺膨胀的训练？

【情景4】为有利于胸腔闭式引流和呼吸功能的改善，应采取哪种卧位？

【情景5】请针对手术后的饮食护理对患者进行健康指导。

附　情境模拟教学案例

骨折患者护理模拟教学案例

【模拟教学目标】

1. 完成骨折患者入院评估。
2. 正确运用 SBAR 沟通模式向医生汇报患者病情。
3. 遵医嘱准确实施给药方案。
4. 正确实施骨牵引术患者的护理。

【模拟教学流程】

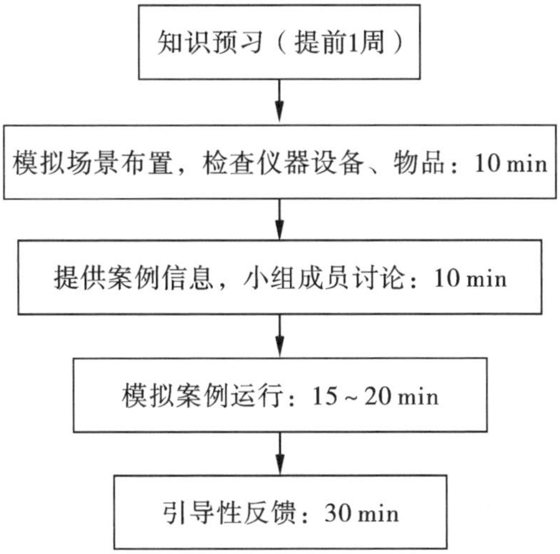

【模拟教学前学生准备】

1. 查阅骨折相关资料　包括临床表现、实验室检查、护理措施、健康教育等。

2. 小组成员明确分工　确定模拟教学中各自的角色与任务(1 名责任护士、2 名辅助护士、1 名家属、2 名观察员)。

【模拟情景布置】

1. 学生角色　1 名责任护士、2 名辅助护士、1 名家属、2 名观察员。

2. 协助者(模拟实验室人员、学生或标准化患者)　家属、病房医生。

3. 情景场所　创伤外科病房 1 床。

4. 模拟人的准备　高仿真模拟人或 SP,患者右手手腕戴上腕带。

5. 物品准备　床头卡、心电监护仪、氧气吸入装置、皮尺、治疗盘 1 套、输液卡、病历夹(长期医嘱单、临时医嘱单、护理记录单)、洗手液。

6. 所需药物　镇痛药物(氟比洛芬酯注射液,静脉滴注);保护胃黏膜药物(注射用泮托拉唑钠,静脉滴注);促进骨愈合及骨新生药物(注射用复方骨肽,静脉滴注)。

【模拟案例信息】(模拟案例运行前 15 min 提供)

1. 案例

患者,李×,女,65 岁。2 h 前外伤致左髋部着地,即感左髋部疼痛,畸形,不能站立。立即入我院急诊外科就诊,行 X 射线检查示:左股骨粗隆间骨折,遂以“左股骨粗隆间骨折”诊断收住我科。

入院查体:T 36.5 ℃,P 65 次/min,R 18 次/min,BP 130/75 mmHg。神志清,精神差,急性病容,表情痛苦,被动体位,乘推车入病房,检查时能合作。全身皮肤无黄染,无皮疹,无肝掌、蜘蛛痣,全身淋巴结未触及肿大。颈静脉未见异常,胸廓正常,肋间隙未见异常,双肺呼吸音清。心前区无隆起,心尖搏动正常,无心包摩擦音,未触及震颤、心界正常,心律齐,各瓣膜听诊区未闻及明显杂音。腹部平坦,肝脾肋下未触及,胸部及上腹部无压痛,无反跳痛,移动性浊音阴性,肝颈静脉回流征阴性,周围血管征阴性,双下肢无水肿。专科检查:左下肢短缩外旋畸形,短缩约 3 cm,外旋约 90°,左髋部肿胀,压痛,纵向叩击痛阳性。髋关节活动受限,左下肢皮肤感觉正常,左侧足背动脉可扪及,末梢循环良好。

既往史:有“气管炎、肺气肿”病史 30 余年,具体不详,有高血压病史10余年，平时口服“施慧达”，血压控制可。无脑血管病史、精神病史，无肾脏疾病，无内分泌疾病，无肝炎、疟疾、结核等传染病史，无外伤史、输血史、过敏史，预防接种史随当地。

2. 模拟情景

患者出现左髋部肿胀，压痛，髋关节活动受限，急性病容，表情痛苦，被动体位。根据患者病情实施骨牵引术。你作为责任护士，请对患者进行评估和观察，且配合医生执行医嘱。

3. 模拟案例运行

时间分配	监测设置	患者/模拟人	学生干预	线索/提示
0～5 min	T:36.5 ℃ P:65 次/min R:18 次/min BP:130/75 mmHg SpO_2:98%	患者左髋部肿胀，压痛。髋关节活动受限。急性病容，表情痛苦，被动体位	1. 平卧位，患肢制动抬高30°，安慰患者让其放松（非急诊患者护士要洗手，自我介绍，确定患者身份） 2. 呼叫其他护士通知医生 3. 实施骨牵引术 4. 心电监护 5. 氧气吸入 6. 观察左侧肢体皮肤颜色、温度，肿胀情况，足背动脉搏动情况 7. 建立静脉通道	提供线索的角色成员： 患者/家属 家属： “应该怎么称呼您？患者左腿能动吗？”
6～10 min	T:36.6 ℃ P:68 次/min R:20 次/min BP:132/74 mmHg SpO_2:98%		1. 运用SBAR模式向医生汇报病情 2. 遵医嘱给予氟比洛芬酯注射液、注射用泮托拉唑钠、注射用复方骨肽静脉滴注	家属： “这是什么药啊？会不会有副作用啊？”
11～15 min	T:36.2 ℃ P:62 次/min R:16 次/min BP:136/84 mmHg SpO_2:98%	持续骨牵引，患肢疼痛减轻，足背动脉搏动良好	1. 整理床单位 2. 心理护理 3. 健康宣教 4. 记录	家属： “患者左腿能动吗？以后还能下床走路吗？”

备注：当学生未提供相应的干预措施时，患者家属给予提示。

新乡医学院三全学院长期医嘱单

姓名:李×　性别:女　年龄:65 岁　科室:创伤外科　床号:1 床　住院号:2019032314

<table>
<tr><th colspan="2">起　始</th><th colspan="2" rowspan="2">医嘱内容</th><th rowspan="2">医师签名</th><th rowspan="2">护士签名</th><th colspan="2">停　止</th><th rowspan="2">医师签名</th><th rowspan="2">护士签名</th></tr>
<tr><th>日期</th><th>时间</th><th>日期</th><th>时间</th></tr>
<tr><td>2019.3.23</td><td>10 am</td><td colspan="2">创伤外科左股骨粗隆间骨折常规护理</td><td>王×</td><td>林×</td><td></td><td></td><td></td><td></td></tr>
<tr><td>2019.3.23</td><td>10 am</td><td colspan="2">一级护理</td><td>王×</td><td>林×</td><td></td><td></td><td></td><td></td></tr>
<tr><td>2019.3.23</td><td>10 am</td><td colspan="2">普食</td><td>王×</td><td>林×</td><td></td><td></td><td></td><td></td></tr>
<tr><td>2019.3.23</td><td>10 am</td><td colspan="2">留陪 1 人</td><td>王×</td><td>林×</td><td></td><td></td><td></td><td></td></tr>
<tr><td>2019.3.23</td><td>10 am</td><td colspan="2">平卧位</td><td>王×</td><td>林×</td><td></td><td></td><td></td><td></td></tr>
<tr><td>2019.3.23</td><td>10 am</td><td colspan="2">骨牵引</td><td>王×</td><td>林×</td><td></td><td></td><td></td><td></td></tr>
<tr><td>2019.3.23</td><td>10 am</td><td colspan="2">患肢抬高 30°</td><td>王×</td><td>林×</td><td></td><td></td><td></td><td></td></tr>
<tr><td>2019.3.23</td><td>10 am</td><td colspan="2">心电监护</td><td>王×</td><td>林×</td><td></td><td></td><td></td><td></td></tr>
<tr><td>2019.3.23</td><td>10 am</td><td colspan="2">氧气吸入(2 L/min)</td><td>王×</td><td>林×</td><td></td><td></td><td></td><td></td></tr>
<tr><td>2019.3.23</td><td>10 am</td><td colspan="2">静脉置管护理</td><td>王×</td><td>林×</td><td></td><td></td><td></td><td></td></tr>
<tr><td>2019.3.23</td><td>10 am</td><td>NS 50 mL</td><td rowspan="2">静脉滴注 bid</td><td>王×</td><td>李×</td><td></td><td></td><td></td><td></td></tr>
<tr><td>2019.3.23</td><td>10 am</td><td>氟比洛芬酯注射液 50 mg</td><td>王×</td><td>李×</td><td></td><td></td><td></td><td></td></tr>
<tr><td rowspan="2">2019.3.23</td><td rowspan="2">10 am</td><td>NS 100 mL</td><td rowspan="2">静脉滴注 qd</td><td rowspan="2">王×</td><td rowspan="2">林×</td><td rowspan="2"></td><td rowspan="2"></td><td rowspan="2"></td><td rowspan="2"></td></tr>
<tr><td>注射用泮托拉唑钠 80 mg</td></tr>
<tr><td>2019.3.23</td><td>10 am</td><td>NS 250 mL</td><td rowspan="2">静脉滴注 qd</td><td>王×</td><td>林×</td><td></td><td></td><td></td><td></td></tr>
<tr><td>2019.3.23</td><td>10 am</td><td>注射用复方骨肽 150 mg</td><td>王×</td><td>林×</td><td></td><td></td><td></td><td></td></tr>
<tr><td></td><td></td><td colspan="2"></td><td></td><td></td><td></td><td></td><td></td><td></td></tr>
<tr><td></td><td></td><td colspan="2"></td><td></td><td></td><td></td><td></td><td></td><td></td></tr>
<tr><td></td><td></td><td colspan="2"></td><td></td><td></td><td></td><td></td><td></td><td></td></tr>
</table>

新乡医学院三全学院临时医嘱单

姓名:李× 性别:女 年龄:65 岁 科室:创伤外科 床号:1 床 住院号:2019032314

日期	时间	医　嘱　内　容	医师签名	日期	时间	护士签名
2019.3.23	10 am	移动 12 导联常规心电图	王×	3.23	10 am	林×
2019.3.23	10 am	髋关节(左侧)16 排平扫	王×	3.23	10 am	林×
2019.3.23	10 am	左、右侧股静脉彩超检查	王×	3.23	10 am	林×
2019.3.23	10 am	左、右侧大隐静脉彩超检查	王×	3.23	10 am	林×
2019.3.23	10 am	左、右侧腘静脉彩超检查	王×	3.23	10 am	林×

新乡医学院三全学院护理记录单

姓名:李×　性别:女　年龄:65 岁　科室:创伤外科　床号:1 床　住院号:2019032314

日期	时间	体温 ℃	脉搏 次/min	呼吸 次/min	血压 mmHg	护理记录内容	护士签名
2019.3.23	10 am	36.5	65	18	130/75	患者左髋部肿胀,压痛,髋关节活动受限,急性病容,表情痛苦,被动体位。根据患者病情实施骨牵引术。患肢抬高30°,心电监护,氧气吸入。建立静脉通道,氟比洛芬酯注射液 50 mg+NS 50 mL,静脉滴注,注射用泮托拉唑钠 80 mg + NS 100 mL,静脉滴注,注射用复方骨肽 150 mg + NS 100 mL,静脉滴注。请密切观察患者病情变化	林×
2019.3.23	10:30 am	36.2	62	16	136/84	患者左肢疼痛有所缓解,呼吸平稳。足背动脉搏动良好,骨牵引持续进行中	林×

【引导性反馈】(教师讨论提纲参考要点)

1. 开放性问题

(1)你对这次模拟活动的感觉怎么样?

(2)你觉得哪些方面你做得好?如果再做一次,哪些方面可能会做的不一样?

(3)你从这次模拟练习中学到了什么?

(4)你在操作方面做得好的地方有哪些?不足之处有哪些?

2. 疾病护理方面

(1)在评估该患者时,你做了哪些工作?该患者存在哪些护理问题?

(2)骨牵引患者的护理措施有哪些?

3. 沟通、协作方面

(1)运用 SBAR 模式报告给医生。

(2)在与患者或家属沟通的过程中,你认为哪些方面还需要改进?

(3)如何安抚家属的焦虑、急躁情绪?

在该患者实施护理过程中,医务人员之间有哪些合作?你认为合作得较好的地方有哪些?有待改善的地方有哪些?

【课后评价】

情景设置评价占 20%、学生表现评价占 50%、反思评价占 30%等。

模块三

妇产科护理学案例

案例 1

患者,袁某,经产妇足月妊娠,进入分娩前期。人工破膜,羊水中有黏稠胎粪,胎心监测显示偶有减慢,在胎头娩出后,给予吸引,出生后肌肉松弛,呼吸微弱,肤色发绀。

【情景 1】根据所给资料,该患儿存在哪些护理问题?

【提示】

1. 低效性呼吸形态 与羊水、胎粪吸入有关。
2. 清理呼吸道无效 与羊水、胎粪吸入及新生儿无力清除有关。
3. 心输出量减少 与心肌组织灌注量减少有关。
4. 体温过低 与体温调节中枢功能不成熟有关。

【情景 2】针对护理问题,请你及时为该患儿实施护理措施。

【提示】

1. 使用远红外辐射台或保暖箱。
2. 清理呼吸道,保持呼吸道通畅。
3. 人工呼吸、胸外心脏按压。
4. 面罩吸氧。
5. 头皮静脉输液。
6. 生命体征监测。
7. 家长心理护理。

案例 2

患者,丰某,女,29 岁。孕 39 周,2 d 前经会阴侧切产钳助产一男婴,因“新生儿缺氧缺血性脑病”转儿科治疗。今晨产妇诉出汗较多,内衣湿透,双乳微胀,生命体征正常,子宫复旧良好,恶露量中等,色红无血块及臭味,会阴水肿,因伤口疼痛行走不利。

【情景 1】根据所给资料,该患者存在哪些护理问题?

【提示】

1. 舒适的改变　与出汗、会阴伤口疼痛、恶露有关。

2. 有感染的危险　与手术产、会阴侧切、乳胀有关。

3. 母乳喂养无效　与母婴分离有关。

4. 自理能力下降　与产后卧床、切口疼痛有关。

【情景2】针对存在的护理问题,需为此患者提供哪些护理措施?

1. 床上擦浴。

2. 会阴冲洗。

3. 会阴部湿热敷。

4. 指导产妇徒手挤奶。

5. 协助产妇更换衣服及床单。

案例3

患者,何某,女,43岁。做子宫切除术后8 h未排尿,紧张不安,主诉下腹部胀痛难忍,有尿意,但排尿困难,体检:耻骨上方隆起,可触及一囊性包块。

【情景】该患者出现了什么情况?应采取哪些护理措施?

【提示】

1. 该患者出现了尿潴留。

2. 护士采取诱导排尿措施,如调整体位、姿势、热敷、按摩等一系列措施。如采用一般护理措施无效时,应实施导尿术。

案例4

患者,苗某,21岁。已婚,未避孕,已停经72 d,无诱因出现阴道不规则出血4 d入院,无恶心、呕吐等反应,偶有下腹间歇性隐痛,出血量不多,色鲜红,未用药。既往体健,平素月经规律。

体格检查:阴道少量浅褐色分泌物,子宫前位如孕3个半月大小,表面光滑,活动好,双侧附件未见异常。

辅助检查:①血白细胞 6.8×10^9/L,血小板 249×10^9/L,血 HCG>75 万 U,B 超子宫内充满蜂窝状回声,余为(-)。

【情景】患者最可能的医疗诊断是什么?如何对该患者进行健康与随访指导?

【提示】

1. 医疗诊断:葡萄胎。

2. 健康指导

(1)第一次葡萄胎刮宫术后每周随访 1 次查血、尿 HCG,正常后仍需每周复查 1 次。3 个月内如一直正常改为每半月检查 1 次,共 3 个月;如连续为正常,改为每月检查 1 次,持续半年,第二年起每半年 1 次,共随访 2 年。

(2)在随访血、尿 HCG 的同时,应注意有无阴道异常流血、咳嗽、咯血及其他转移灶症状,定期做妇科、盆腔 B 超及 X 射线胸片检查。

(3)在 2 年内做好避孕,避免选用宫内节育器及药物避孕。

案例 5

患者,李某,29 岁,初产妇,妊娠 6 个月。由于做大量体力劳动,睡眠不足,双下肢开始出现水肿,并逐渐加重,“近一周自觉头痛、眼花、恶心、上腹痛”等症状,遂到医院检查,测血压 170/120 mmHg,双下肢水肿达大腿部,查尿蛋白(+++)。

【情景 1】该患者最可能的医疗诊断是什么?作为该患者的责任护士,你认为患者目前存在哪些护理问题?

【提示】

1. 医疗诊断:重度妊娠高血压。

2. 护理问题

(1)体液过多　与各种因素引起水钠潴留有关。

(2)组织灌注量不足　与全身小动脉痉挛有关。

(3)有受伤的危险　与高血压可能引发子痫抽搐有关。

(4)焦虑　与担心疾病对母儿的影响有关。

【情景 2】该产妇最终顺产一男婴,一直卧床休息坚持母乳喂养,10 d 后发现乳头皲裂、乳房肿胀、疼痛。作为责任护士,你应如何指导解决乳头皲裂和乳房肿胀问题?

【提示】

1. 尽早哺乳,促进乳汁畅流。

2. 哺乳前热敷乳房,两次哺乳之间冷敷乳房以减少充血肿胀。

3. 按摩乳房,促进乳腺管畅通,减少疼痛。

4. 配戴乳罩,托扶乳房,减少胀痛。

5. 喂乳后挤出少量乳汁涂在乳头和乳晕上短暂暴露并使乳头干燥,疼痛严重时可应用乳头罩间接哺乳。

案例 6

王某,女,32 岁,因“停经 38+4 周,血压升高 1 个月,胸闷 1 周”入院。平素月经规律,5/30 d,量中等,无痛经。停经 35 d 自测尿妊娠试验阳性,停经 40 d 出现恶心、呕吐等早孕反应,停经 4 个月自觉胎动至今。在当地医院定期产检,1 个月前出现下肢水肿,当时测血压 130/90 mmHg,无头昏眼花等不适,未予治疗。近 2 周下肢水肿渐加重,1 周前开始从事一般家务劳动即出现胸闷、气促,休息后略好转,到当地医院就诊测血压 140/100 mmHg,尿蛋白(+),建议收入院治疗,但患者拒绝。近 2 d 轻微活动后即出现胸闷憋气,夜间不能平卧,不能胜任家务劳动,当地医院测血压 160/100 mmHg,尿蛋白(+++),立即转入我院。既往否认“高血压”“糖尿病”“先天性心脏病”等病史;否认药物过敏史。生育史:8 年前顺娩一男婴,重 3500 g,体健。

体格检查:T 36.5 ℃,P 120 次/min,R 27 次/min,BP 180/120 mmHg。急性病容,端坐呼吸,平车推入病房。查体尚合作,口唇无发绀,无颈静脉怒张,叩诊心界扩大;听诊心率 120 次/min,律齐,各瓣膜区未闻及病理性杂音,双肺底可听到细小湿啰音。腹膨隆,腹壁水肿,无压痛及反跳痛,肝脾未及,移动性浊音(+)。双下肢可凹性水肿(++)。

产科情况:宫高 35 cm,腹围 112 cm,先露头,胎位 LOA,胎头已衔接，胎心128次/min。无宫缩。骨盆外测量正常，宫颈管长1 cm，宫口未开，胎头S-2。

【**情景**1】该患者的主要护理问题有哪些？

【**情景**2】针对首优护理问题，应采取哪些相应的护理措施？

【**情景**3】对该患者进行哪些产科检查？（如宫高、腹围的测量，胎心听诊，骨盆外测量，胎心监护）

案例7

柳某，女，28岁，已婚。主诉：停经38+5周，右下腹疼痛29 h，加重3 h。患者平素月经规律，周期28～30 d，持续4～6 d。末次月经时间：2017年10月6日。预产期：2018年7月13日。停经数天后，自验尿妊娠试验为阳性，11月底感恶心欲呕等早孕反应，妊娠4个多月后自感胎动至今。自确定妊娠后在我院规律产检，未发现异常。昨晚凌晨5时许，自觉下腹疼痛，可忍受，3 h前因疼痛加重，4～5 min疼痛一次，每次持续30 s左右，伴少量血性分泌物，故由丈夫护送入院。既往体健，否认心、脑、肾等重要器官疾病，否认病毒性肝炎等传染病及遗传病史。

体格检查：T 36.7 ℃，P 64次/min，R 20次/min，BP 135/80 mmHg，身高160 cm，体重68 kg。发育正常，营养良好，神志清楚，推车送入病房。双侧瞳孔等大等圆，对光反射正常。颈软，气管居中。胸廓无畸形，两肺呼吸动度对称，叩诊呈清音。HR 64次/min，律齐。孕腹，双下肢Ⅰ度水肿，生理反射存在，病理反射未引出。2017年12月4日B超示：宫内妊娠，单活胎，孕2月余。

【情景1】根据所获得的病史资料，对患者进行初步评估，还需要进一步询问患者哪些情况或进行哪些检查？

【情景2】初步评估该产妇的诊断是什么？有何依据？

【情景3】现应如何为产妇进行入院处理？目前患者主要存在哪些护理问题？就患者现存的主要护理问题，护士要采取哪些护理措施？

【情景4】腹部触诊:规律宫缩,1～2 min 宫缩1 次,每次持续60 s,胎心音140 次/min。肛查:宫颈软,已扩张10 cm。胎位:枕左前,S-2。已破膜,胎头于宫缩时露出于阴道口,露出部分不断增大。此时主要的护理诊断及护理措施是什么?

【情景5】胎儿已经娩出,宫底降至脐平,此时主要的护理诊断及护理措施是什么?

案例8

单某,30 岁,高校教师,新婚。停经40 d 时,用妊娠试验检验尿,结果:阳性。自己便注意休息、饮食,希望胎儿健康成长。4 d 后,阴道少量流血,即到医院急诊,自述为"先兆流产",要求住院"保胎"。医师建议B 超检查后,根据结果再提出处理意见。患者认为早孕做B 超会影响胎儿发育,拒绝检查。医师请门诊护士说服患者,经护士解释后,患者接受检查。

B 超结果提示右侧输卵管妊娠(宫外孕)。把结果告知患者及家属后,均表示不可能,因为"没有腹痛是不可能宫外孕的",护士给患者及家属作详细解释,之后,他们接受了护士的解释,立即住院治疗,施行腹腔镜下的输卵管保守性手术。术后情况良好,3 d 出院,出院时护士又对患者进行了健康教育。患者对医疗服务质量表示满意。

【情景1】患者拒绝B超检查，预计护士对患者做了哪些说服工作？如果你遇到这种情况该如何解决？

【情景2】患者不接受医疗诊断，你应该做怎样的解释？

【情景3】患者接受了医生的诊断，同意手术治疗，作为责任护士你应怎样做？

【情景4】患者出院时，作为责任护士，如何做出院指导？

案例 9

李某,28 岁,已婚。高中文化程度,职业文员。孕 2 产 0,第 1 孕因暂不生育而人流。孕 26+5 周,下腹阵痛,伴阴道流血,遂来我院就诊。

【**情景 1**】如果你是接诊护士,初步评估该患者的诊断是什么?还需要搜集哪些资料?

【**情景 2**】患者诊断为“晚期先兆流产”,住院安胎,治疗 20 d,以“宫内妊娠 29+4 周、活胎”出院。现妊娠 32 周,下腹疼痛半天,在外院诊治,诊断为“先兆早产”,要求其住院保胎,遂再次来我院就诊。就诊时产妇出现宫缩,此时评估该患者的诊断是什么?还需收集哪些资料?

【**情景 3**】该产妇出现规律宫缩,宫口已扩张 3 cm,胎心消失,诊断为“早产,死胎”,并将病情告知产妇及家属,家属及产妇都请求尽力保胎,医师再次告知已不能保胎,家属表示无奈,产妇小声哭泣。如果你是责任护士应对产妇实施哪些护理措施?

【情景4】在责任护士的安抚下，产妇情绪慢慢趋于稳定。5 h后，顺产一体重1 600 g的死男婴。家属要求看死婴，看后流泪。接生者将死婴用塑料袋包好放在地面，继续收拾其他物品，此时，家属目光始终注视地面的死婴，后经护士长劝说，家属才离去。作为专业护士，在处理死婴过程中，应怎样做，才能更体现人性化服务呢？

案例10

患者，徐某，女，25岁，因“药物流产术后2周，阴道大量出血2 h”急诊就诊。患者平素月经规律，4/28 d，量中等，无痛经。两周前因“停经40 d，确诊为宫内早孕”在本院行“米非司酮+米索前列醇”口服药物流产术，当时见绒毛样组织排出，经医生检查后证实为孕囊排出，给予抗生素及益母草冲剂回家口服随诊。术后一直有不规则阴道流血，量不多，无明显腹痛，未就诊；2 h前突然出现大量阴道出血，色鲜红，有血块，伴头晕乏力，无晕厥，下腹痛不明显，无呕吐腹泻等。既往体健，否认“肝炎”“结核”等传染病史及血液系统疾病等；23岁结婚，分别于5个月前、1年前行药物流产各1次，平素工具避孕。否认药物过敏史。

体格检查：T 36.8 ℃，P 110次/min，R 18次/min，BP 60/40 mmHg。贫血貌，神志清楚，双肺呼吸音清，未闻及干湿啰音，心率110次/min，律齐，各瓣膜区未闻及病理性杂音，腹部平软，正中下腹轻压痛，无明显反跳痛及肌紧张，肝脾肋下未及肿大，移动性浊音(-)。妇科查体：外阴，已婚型；阴道置窥器时可见大量鲜红色血块涌出；宫颈，宫颈口松，可见有组织物堵塞于宫口；子宫，前位，稍饱满，质软，轻压痛，活动良好；附件，双侧未扪及明显包块，无压痛。

【情景1】该患者主要的护理问题有哪些?

【情景2】针对首优护理问题,应采取哪些相应的护理措施?

【情景3】针对此患者进行哪些妇科检查?

【情景4】针对该患者情况,需要立即执行哪些护理操作?

案例11

患者,刘某,30岁,已婚,因外阴瘙痒严重、阴道分泌物多约半月就诊。自述以往有滴虫性阴道炎病史,曾多次用甲硝唑阴道上药治疗,用药期间症状稍改善。此次月经过后白带仍多,呈黄色水样,外阴及阴道瘙痒难忍,时有灼热样疼痛;伴小便频数,乏力,影响劳动及生活。

妇科检查:外阴红,皮肤有多处抓痕;阴道黏膜充血,有散在出血点;阴道黏膜被白色膜状物覆盖,涂擦后露出红肿黏膜面及浅表溃疡;阴道内白带量多,呈凝乳状伴稀薄脓性、黄绿色、泡沫状,有前倾前屈,正常大,硬度正常,活动良好,无明显压痛;双附件区未扪及包块。行阴道分泌物涂片检查阴道清洁度、淋病奈瑟菌、白色念珠菌、阴道毛滴虫、杂菌等。结果为阴道清洁度Ⅲ度,白色念珠菌(++),滴虫(+),杂菌(++)。

【情景1】你认为患者最有可能的诊断是什么?哪种治疗措施最有效?

【情景2】如何对该患者进行健康指导?

案例12

患者,林某,27岁,以“停经39周,阵发性下腹痛12 h,阴道流液8 h”为主诉入院。临床诊断为:宫内单胎妊娠39周,妊1产0,臀先露。医嘱:完善术前准备,急诊行剖宫取婴术。

【情景1】作为接诊护士,你应如何对此孕妇进行护理评估?

【情景2】孕妇剖宫手术顺利,术中实施硬膜外麻醉,患者现生命体征稳定,留置有导尿管,单通道输液,现已回病房。该产妇的术后护理问题有哪些?请实施相应护理措施。

【情景3】孕妇术后5 d,腹部切口已经拆线,生命体征稳定,子宫复旧良好,阴道出血量少。准备出院,请对该产妇实施出院健康指导。

案例13

患者,娄某,32岁,宫内妊娠8个多月,妊1产0,从孕7个多月开始双下肢水肿,经休息后不消退,头晕、头痛约5 d,视物不清1 d,伴上腹不适,恶心,尿蛋白(++),血压166/110 mmHg。

【情景1】本病例最可能的医疗诊断是什么?恰当的医疗处理是什么?

【情景2】该患者存在哪些护理问题?

【情景3】应采取哪些护理措施?

案例 14

患者,李某,女性,50岁,身高165 cm,体重60 kg。主诉:子宫脱出后不能自行回复2月余,常常腹痛。患者近日上楼或劳累后出现明显腹部疼痛症状。卧床休息并未缓解。否认高血压、糖尿病、肝炎、结核病史。

体格检查:T 36.4 ℃,P 65次/min,R 18次/min,BP 125/60 mmHg。查体可见子宫1/4脱出体外,有压痛。辅助检查:血常规检查正常;阴道分泌物检查,未见明显异常。

【情景1】该患者实施阴式手术的特点有哪些?手术前应做哪些准备?

【情景 2】术后护理措施有哪些？

附　情境模拟教学案例

异位妊娠合并失血性休克患者模拟教学案例

【模拟教学目标】

1. 准确识别异位妊娠破裂的临床表现。
2. 系统评估患者，根据评估结果进行正确判断与处理。
3. 正确运用 SBAR 沟通模式向医生汇报产妇情况。
4. 遵医嘱正确实施静脉采血、输液、导尿等操作。
5. 与患者和家属有效沟通。
6. 有效对患者实施健康指导。

【模拟教学流程】

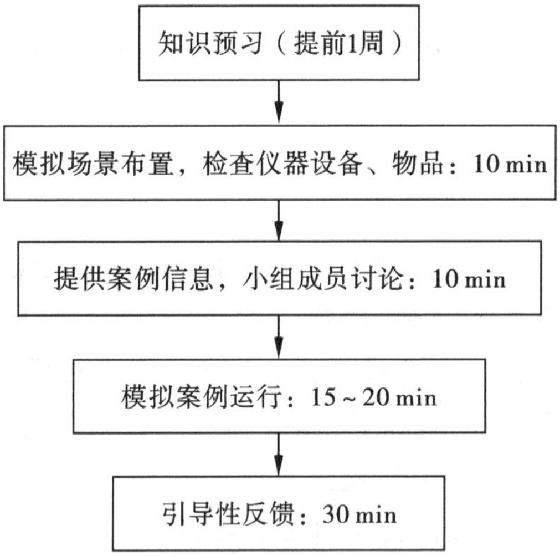

【模拟教学前学生准备】

1. 学习及查阅相关资料　包括异位妊娠的概念、病因、临床表现、辅助检查与配合、处理原则及护理措施等。

2. 小组成员分工　确定模拟教学中各自的角色与任务(1 名责任护士、2 名辅助护士、1 名主治医生、患者、患者丈夫、1 名护士长)。

【模拟情景布置】

1. 学生角色　责任护士 A、护士 B、护士 C(各 1 名),1 名护士长。

2. 协助者(模拟实验室人员、学生或标准化患者)　患者、主治医生。

3. 情景场所　妇科急救病房。

4. 模拟人的准备　高仿真模拟人或 SP,患者右手手腕戴上腕带。

5. 物品准备　阴道后穹隆穿刺用物、2 瓶林格液、1 瓶低分子右旋糖酐、2 个输血器、2 个留置针及贴膜、4 个采血管、20 mL 注射器 1 个、记号笔 1 支、输液贴、输液卡、心电监护仪、氧气吸入装置、治疗盘 1 套、病历夹(长期医嘱单、临时医嘱单、护理记录单)、手套、洗手液。

【模拟案例信息】(模拟案例运行前 15 min 提供)

1. 案例

患者,王芳,女,30 岁,因停经 45 d,右下腹痛 3 h,晕厥 1 次,于 2 月 8 日上午 10:30 由急诊入院。患者主诉 3 h 前突然出现右下腹撕裂样疼痛,呈持续性,半小时前出现肛门坠胀感,晕厥 1 次,婚后 5 年不孕,有慢性盆腔炎病史。

2. 模拟情景

【情景 1】责任护士 A 接到急诊电话:"急诊入住一位考虑宫外孕破裂出血的患者,请立即做好急救准备。"你作为接诊护士,请迅速对此情况做出处理。

【情景 2】"医生啊,救命啊,我肚子好疼啊,好想吐啊,怎么办啊?"患者在喊叫声中由平车推入妇科抢救室。入院查体:T 36.5 ℃,P 110 次/min,R 26 次/min,BP 85/55 mmHg,神志清楚,烦躁不安、面色苍白、四肢厥冷。医生查体:全腹部有压痛及反跳痛,以右下腹显著,移动性浊音(+),宫颈摇举痛明显,后穹隆饱满,子宫略大、软,有漂浮感,子宫右侧可及不规则包块,压痛、囊实性。家属急得闯入急救室要求用止痛药。请根据此种情况快速做出相应处理。

【情景 3】后穹隆穿刺抽出不凝血 2 mL。辅助检查:尿 HCG 阳性。诊断为异位妊娠破裂、失血性休克。立即做好术前准备予送手术室手术。患者不断呻吟"头昏、心慌、很痛",R 26 次/min,P 120 次/min,BP

80/50 mmHg,你又该做出怎样的评估和处理?

3. 模拟案例运行

时间分配	监测设置	患者/模拟人	学生干预	线索/提示
0 ~ 5 min	T:36.9 ℃ P:110 次/min R:26 次/min BP:88/55 mmHg SpO_2:93%	肚子好疼啊,好想吐啊,怎么办啊	1. 护士搀扶患者到病房,安慰患者让其放松(非急诊患者护士要洗手,自我介绍,确定患者身份) 2. 安置患者休克卧位,即头和躯干抬高 20° ~30°,下肢抬高 15° ~20° 3. 呼叫其他护士通知医生 建立两组静脉通路 4. 氧气吸入 5. 心电监护	提供线索的角色成员: 患者/家属 产妇:"护士我好怕啊,我感觉我好难受,肚子像撕开裂开一样的疼,好烦啊,很口渴啊。"
6 ~ 10 min	T:36.5 ℃ P:105 次/min R:24 次/min BP:88/60 mmHg SpO_2:93%	患者诉肚子痛	1. 运用 SBAR 模式向医生汇报病情 2. 遵医嘱给予林格液快速静滴。查血常规、凝血 5 项、HCG、交叉配血 3. 协助医生妇科检查和阴道后穹隆穿刺 4. 向家属解释:"现在你妻子情况很紧急,可能需要手术,具体的治疗方案医生马上会跟你沟通的。"	产妇不断呻吟,低声:"我是不是快死了?" 家属: "我爱人什么情况啊? 赶快止疼啊?"
11 ~ 20 min	T:37 ℃ P:120 次/min R:26 次/min BP:80/50 mmHg SpO_2:92%	产妇诉心慌,头昏、很痛	进行腹部手术前准备 术前教育 监测生命体征、尿量、血氧饱和度 准备麻醉床	

备注:当学生未提供相应的干预措施时,主治医生给予提示。

新乡医学院三全学院临时医嘱单

姓名:张× 性别:女 年龄:33 科室:妇科 床号:2床 住院号:2019011000

日期	时间	医　嘱　内　容	医师签名	日期	时间	护士签名
2019.2.8	10:40 am	吸氧 2 L/min	王×	2.8	10:40 am	林×
2019.2.8	10:40 am	持续心电监护	王×	2.8	10:40 am	林×
2019.2.8	10:40 am	林格液 500 mL 静脉滴注	王×	2.8	10:40 am	林×
2019.2.8	10:40 am	配血	王×	2.8	10:40 am	林×
2019.2.8	11:10 am	术前准备	王×	2.8	11:10 am	林×
2019.2.8	11:20 am	青霉素皮试	王×	2.8	11:20 am	林×

新乡医学院三全学院护理记录单

姓名:张× 性别:女 年龄:33 科室:妇科 床号:2床 住院号:2019011000

日期	时间	体温 ℃	脉搏 次/min	呼吸 次/min	血压 mmHg	护理记录内容	护士签名
2019.2.8	10:40 am	36.5	110	22	85/55	患者神志清楚,烦躁不安、面色苍白、四肢厥冷。查体:全腹部有压痛及反跳痛,以右下腹显著,移动性浊音(+),宫颈摇举痛明显,后穹隆饱满,子宫略大、软,有漂浮感,子宫右侧可及不规则包块,压痛、囊实性。去枕、解开衣领、头偏向一侧,注意保暖,抬高头部10°、下肢抬高20°,连接好心电监护、吸氧装置。遵医嘱给予林格液快速静滴。查血常规、凝血5项、HCG、交叉配血。密切观察患者病情	林×
2019.2.8	11:00 am	37	120	26	80/50	进行腹部手术前准备:监测生命体征、尿量、血氧饱和度。向医生汇报病情,讲解手术相关知识。与手术室交接患者后送入手术室	林×

【引导性反馈】(教师讨论提纲参考要点)

1. 开放性问题

(1)你对这次模拟活动的感觉怎么样?

(2)你觉得哪些方面你做得好?如果再做一次,哪些方面可能会做的不一样?

(3)你从这次模拟练习中学到了什么?

(4)你在操作方面做得好的地方有哪些?不足之处有哪些?

2. 疾病护理方面

(1)该患者存在哪些护理问题?

(2)如需要确诊异位妊娠破裂还需要补充哪些检查?

3. 沟通、协作方面

(1)运用 SBAR 模式报告给医生,在执行医生口头医嘱时要注意哪些?

(2)在与患者沟通的过程中,你认为哪些方面还需要改进?

(3)如何安抚患者的焦虑、急躁情绪?

【课后评价】

情景设置评价占 20%、学生表现评价占 50%、反思评价占 30%等。

模块四

儿科护理学案例

案例 1

患儿，王某，男，9 个月，因发热、咳嗽 5 d，加重半天入院。患儿 5 d 前出现咳嗽、痰多、不易咳出，伴有发热，体温波动在 39 ℃左右。昨晚突然出现烦躁不安，喘憋加重。

体格检查：T 39.3 ℃，HR 178 次/min，R 68 次/min，烦躁不安，口周发绀，鼻翼扇动及三凹征明显。听诊心音低钝，两肺内散在中细湿啰音，叩诊正常，肝肋下 3.5 cm。血常规：白细胞 17.8×10^9/L，中性粒细胞 85%。

【情景 1】患儿最可能的医疗诊断是什么？诊断依据是什么？

【提示】

1. 医疗诊断　支气管肺炎并心力衰竭。

2. 诊断依据　婴幼儿期，发热，伴频繁咳嗽，烦躁不安，喘憋加重。T 39.3 ℃，HR 178 次/min，R 68 次/min，精神差，有时躁动，口周发绀，鼻翼扇动及三凹征明显。听诊心音低钝，两肺内散在中细湿啰音。肝肋下 3.5 cm。

【情景 2】该患者的护理问题有哪些？请至少列出 3 个。

【提示】

1. 气体交换受损　与肺炎有关。

2. 清理呼吸道无效　与痰多不易咳出有关。

3. 体温过高　与肺炎有关。

4. 潜在并发症　中毒性脑病、中毒性肠麻痹。

【情景 3】针对该患儿的情况，应采取哪些有效的护理措施？

【提示】

1. 改善呼吸功能

(1)保持室内空气新鲜，尽量使患儿安静。

(2)给氧。一般采用鼻导管给氧，氧流量为 0.5～1 L/min，缺氧明显者用面罩给氧，氧流量 2～4 L/min，出现呼吸衰竭时，应使用人工呼吸器。

(3)遵医嘱药物治疗。

2. 保持呼吸道通畅

(1)调节室内空气湿度,嘱患儿多饮水。

(2)协助患儿更换体位并拍背,指导有效咳嗽。

(3)超声雾化吸入或蒸气吸入。

(4)必要时给予吸痰,但不能过频。

(5)按医嘱给解痉、祛痰等。

3. 维持体温的稳定

(1)给予物理降温,可以用温水浴或局部擦浴,头部贴降温贴等。

(2)若肛温>38.5 ℃,可以遵医嘱给予退烧药。

(3)观察体温,预防热性惊厥的发生。

4. 密切观察病情,防治并发症

(1)密切观察意识、瞳孔等变化,如患儿出现烦躁或嗜睡、惊厥、昏迷、呼吸不规则等,提示颅内压增高。

(2)密切观察有无腹胀、肠鸣音减弱或消失,以及呕吐的性质、有无便血等。

(3)若患儿病情突然加重,出现烦躁不安、剧烈咳嗽、呼吸困难、胸痛、发绀、患侧呼吸运动受限,提示并发了脓胸或脓气胸。

案例 2

一对年轻父母抱着一个 2 岁左右的孩子冲进了门诊:“医生,快看看我孩子,他在抽风。”体格检查:T 39.5 ℃,双眼凝视、眼球上翻,呼吸急促,面色青紫,口吐白沫,双上肢握拳屈曲,不自主抽动,双下肢强直。

【情景 1】作为当班护士,你该如何处理?

【提示】

1. 立即平卧位　头偏向一侧,清除口腔内分泌物,保持呼吸道通畅。

2. 氧疗　给予面罩或鼻导管吸氧，2～4 L/min 或 1～2 L/min。

3. 乙醇或温水擦浴　20%～30%乙醇擦浴，禁擦心前区、腹部、后项、足底。

4. 建立静脉通道　静脉注射地西泮 0.3 mg/kg，缓慢静脉注射。

【情景 2】目前该患儿存在哪些护理问题？

【提示】

1. 急性意识障碍　与惊厥发作有关。

2. 体温过高　与感染或惊厥持续状态有关。

3. 有窒息的可能　与惊厥发作、咳嗽或呕吐反射减弱、呼吸道堵塞有关。

4. 有受伤的危险　与抽搐、意识障碍有关。

5. 潜在并发症　颅内压增高。

【情景 3】如何向患者家长提供热性惊厥的健康教育？

【提示】

1. 向家长解释单纯型热性惊厥不影响患儿的正常发育，有热性惊厥发作倾向患儿，会随着年龄的增长而消失，以消除家长的紧张心理。

2. 近一半患儿会在首次惊厥发作后的一年内再发生，首次发生时的年龄越小，以后的发生率越高；有家族史的患儿再次发作的概率大。复杂型热性惊厥日后有继发癫痫的可能。

3. 预防感染、防止体温过高是预防热性惊厥复发的有效方法。当患儿出现惊厥先兆，如兴奋、烦躁、惊跳时，应避免强光、声音等刺激，以免诱发惊厥。

案例 3

患儿，郑某，男，4 岁，因“反复全身水肿 1 月余”以“肾病综合征”收入院。

【情景 1】患儿入院后被安排在 8 号病床，如果你是责任护士，你会从哪些方面对刚入院的患儿进行护理评估？

【提示】

从以下3方面收集患儿资料。

1. 健康史 患儿1个月前无明显诱因出现眼睑、颜面水肿，在当地医院诊断为“急性肾炎”给予中药治疗，水肿逐渐发展至全身，尿量稍减少，色黄，再次在当地医院就诊，诊断为“肾病综合征”，口服激素治疗，病情反复，即来本院就诊，门诊以“肾病综合征”收入院。

2. 身体状况 T 37 ℃，P 100 次/min，R 25 次/min，BP 85/60 mmHg，体重18 kg。眼睑颜面明显水肿，HR 100次/min，律整，无杂音，腹胀，脐呈一字形，移动性浊音阳性，肝脾不大，双下肢凹陷性水肿，阴囊肿大如小气球。门诊尿常规：蛋白(++++)，红细胞(-)。

3. 心理社会状况 本病为慢性病，易复发，家长出现焦虑心理。

【情景2】你认为目前患儿最主要的护理问题是什么？

【提示】最主要的护理问题：体液过多 与低蛋白血症导致的水、钠潴留有关。

【情景3】医嘱之一：泼尼松12 mg tid 口服，发药时护士如何对家长进行用药指导？

【提示】

1. 泼尼松是治疗本病的特效药，需要长期服用，不能骤然停药。

2. 在治疗期间注意每日尿量、尿蛋白变化。

3. 长时间使用泼尼松会产生一定的副作用，如高血压、消化道溃疡、骨质疏松、库欣综合征等。

案例4

患者，伊某，女，9个月，因“呕吐、腹泻3 d，尿少1 d”入院。

【情景1】如果你是责任护士，应从哪些方面对其进行护理评估？

【提示】

从以下3方面进行评估。

1. 健康史　3 d前患儿开始流涕、低热、体温37.5 ℃,继之呕吐,量少为胃内容物,大便10余次/d,为黄色蛋花汤样,有少许黏液,无脓血。1 d前吐泻加重、出现尿少、烦躁,入院时间为11月份。患儿母乳喂养,已添加少量辅食。

2. 身体状况　T 38 ℃,P 135次/min,R 42次/min,体重7.0 kg,精神萎靡,皮肤黏膜极干燥、前囟眼窝深陷,哭时无泪,口唇樱红、咽不红、颈软、呼吸深快、双肺呼吸音清,HR 135次/min,律齐、心音低钝、腹胀、肝脾不大、肠鸣音减弱、四肢末端皮肤花纹状,肌张力下降,膝腱反射未引出。

实验室检查:①血常规,白细胞8×10^9/L,中性粒细胞40%,淋巴细胞60%;②粪常规,大便黄色稀便,白细胞0~2/HP。

3. 心理社会状况　患儿家长系教师,具有一定的婴儿喂养知识,腹泻3 d,出现焦虑。

【情景2】患儿入院后,护士在评估时发现患儿有轻度臀红,请你针对臀红的预防与治疗给家属做一次健康宣教。

【提示】

1. 选用吸水性强的、柔软布质或纸质尿布,避免使用不透气塑料布或橡皮布。

2. 尿布湿了及时更换,每次便后用温水清洗臀部并擦干,以保持皮肤清洁、干燥。

3. 局部皮肤发红处涂以5%鞣酸软膏或40%氧化锌油并按摩片刻,促进局部血液循环。

4. 可采用暴露法,臀下仅垫尿布,不加包扎,使臀部皮肤暴露于空气中或阳光下。

【情景3】根据患儿目前的水、电解质、酸碱平衡紊乱的情况,请你为患儿制订第一日的补液方案并实施头皮静脉输液。

【提示】

1. 患儿系重度脱水(等渗性)合并代谢性酸中毒、低钾血症。

2. 体重 7 kg,按 150 ~ 180 mL/kg,约 1200 mL/24 h,2 : 3 : 1 液、1 : 2 液。

3. 实施头皮静脉输液操作。

4. 前 8 h 输入总液量的 1/2,即 600 mL,75 mL/h,滴速约 20 滴/min。

【情景 4】如何对该患儿进行饮食护理?

1. 继续母乳喂养,暂停辅食添加,满足生理需要。

2. 严重呕吐时可暂时禁食 4 ~ 6 h(不禁水),好转后给予半流质饮食,少量多餐、由少到多、由稀到稠。

3. 腹泻停止后逐渐恢复营养。

案例 5

早产儿,男,出生 4 d,因哭声低微、拒乳 2 d、发绀、呼吸不规则 2 h 入院。

体格检查:体温不升,呼吸不规则,口鼻中少许血性泡沫,全身凉,皮肤呈紫红色,双下肢、臀部、会阴、下腹部、面颊皮肤发硬,压之微凹陷,双肺闻及中细湿啰音。

【情景 1】该患儿存在哪些护理问题?

【提示】

1. 体温过低　与体温调节功能低下、保温不当、感染、早产等因素有关。

2. 皮肤完整性受损　与皮肤硬肿、水肿有关。

3. 营养失调:低于机体需要量　与吸吮、吞咽无力等有关。

4. 有感染的危险　与免疫力低下有关。

5. 潜在并发症　肺出血、DIC。

6. 知识缺乏(家长)　家长缺乏正确的保暖和育儿知识。

【情景 2】如何对该患儿进行复温?

【提示】

复温原则:循序渐进、逐渐复温。

1. 暖箱复温　测量肛温,肛温为 30～34 ℃,肛–腋温差为正值的患儿,置于 30 ℃箱中,提高温箱温度 0.5～1 ℃/h,最高不超过 34 ℃,使患儿的体温于 6～12 h 恢复正常。肛温<30 ℃,肛–腋温差为负值的患儿,先将患儿置于比其体温高 1～2 ℃的温箱中开始复温,每小时提高温箱温度 0.5～1 ℃,最高不超过 34 ℃,使患儿体温在 12～24 h 恢复正常。

2. 远红外辐射台复温　床面温度从 30 ℃开始,随患儿体温升高逐渐提高床面的温度(最高 33 ℃),以后通过皮温(传感器)来控制辐射热,恢复正常体温后置于预热到适中温度的暖箱中。

案例 6

患儿,男,2 岁,因发热 2 h 伴抽搐 1 次急诊入院,其母代述病史,基本可靠。患儿于 2 h 前出现发热,体温高达 39.9 ℃,伴有寒战,在家肌内注射退热药(具体不详)一次,约半小时后出现抽搐,表现为双眼上翻,颈后仰,四肢抖动,无口吐白沫及大小便失禁。当时测体温 39.9 ℃,持续约 2 min 缓解,缓解后精神可,急来院就诊。

体格检查:T 39.9 ℃,HR 140 次/min,R 38 次/min,体重 12 kg。发育正常,营养中等,神志清,精神可,自主体位,查体不合作,全身无皮疹及出血点,浅表淋巴结无肿大,心率 140 次/min,律齐,心音有力,未及杂音。腹软,肝脾不大,颈软,双肺呼吸音清,未闻及啰音。

辅助检查:①血常规,血红蛋白 111 g/L,红细胞 4.5×10^{12}/L,白细胞 21.7×10^{9}/L,中性粒细胞 46%,淋巴细胞 24%,血小板 166×10^{9}/L;②脑电图未见异常。

【情景 1】该患儿最可能的医疗诊断是什么?目前最主要的护理问题是什么?

____

____

____

【情景 2】应采取哪些护理措施？

案例 7

患儿，女，11 个月。因“发热、咳嗽 3 d，气促 1 d”入院。患儿 3 d 前受凉后出现发热，测体温 38.6 ℃，无寒战，伴咳嗽，1 d 前咳嗽加重，伴气促，曾呕吐 1 次。在家服用“止咳糖浆”，病情未见明显好转，且哭闹不安，即来我院门诊以肺炎收治入院。患儿起病以来精神稍差，睡眠、食欲欠佳，大小便正常。

体格检查：T 38.8 ℃、HR 123 次/min、R 42 次/min。咽红，双扁桃体Ⅰ度肿大、充血、无脓点，胸廓对称无畸形，三凹征(+)，双肺呼吸音粗，可闻及广泛喘鸣音、痰鸣音及双肺底细小湿啰音。腹软，肝肋下 1 cm，质软。神经系统检查未见异常。

血常规：白细胞 5.58×10^9/L，中性粒细胞 38%、淋巴细胞 49.1%，红细胞 3.69×10^{12}/L，血红蛋白 103 g/L、血小板 329×10^9/L。

【情景 1】假如你是接诊护士，请对该患儿进行护理评估并叙述评估结果。

【情景 2】请你根据护理评估的结果提出患儿目前存在的护理问题。

【情景 3】患儿咳嗽时明显可听见痰鸣音，但无法将痰液咳出，请问有哪些措施可帮助患儿排痰？并进行演示。

【情景 4】入院后给予抗感染、对症治疗，未见好转，入院后 2 h 突然出现烦躁不安、面色苍白、口周发绀、呼吸困难加重、呼吸 68 次/min，双肺闻及大量细湿啰音，HR 166 次/min，律整，第一心音低钝，奔马律，肝右肋下 3 cm，质中，边锐。患儿目前病情出现了什么变化？假如你是当班护士，如何处理？

案例 8

患儿，男，5 岁，因“眼睑水肿、尿少 3 d”门诊以“急性肾炎”收入院。

体格检查:T 36.8 ℃,P 82 次/min,R 24 次/min,BP 120/80 mmHg,体重 47 kg。神清,面色苍白,眼睑及颜面水肿,咽充血明显,双侧扁桃体Ⅱ度肿大,充血,无脓点。HR 82 次/min,肝脾未触及,双下肢非凹陷性水肿。尿常规:蛋白(++),红细胞(+++),白细胞(-),颗粒管型(+)。诊断为“急性肾炎”。

【情景1】入院医嘱:低盐饮食、卧床休息、利尿、抗感染等处理。请你对患儿及家长进行饮食和休息的指导。

____

____

____

____

____

【情景2】患儿入院后 5 h,护士巡视病房时发现患儿呼吸困难,体格检查:T 37 ℃、P 106 次/min、R 45 次/min、BP 130/90 mmHg,颈静脉怒张。你认为患儿可能出现了什么问题？如何处理？

____

____

____

____

____

【情景3】患儿入院后第 18 日,家属要求出院,并想尽快恢复上学。评估患儿:无自觉症状,小便量和颜色均已正常。体格检查:T 37 ℃、P 80 次/min、R 20 次/min、BP 95/60 mmHg,精神好,全身无水肿,心肺听诊无阳性体征。尿常规:蛋白(-),红细胞(-),但血沉仍偏高,12 h 尿 Addis 计数白细胞数正常,红细胞数仍高于正常,医生予以出院。请你对患儿及家长进行出院指导。

____

____

____

____

案例 9

患儿,男,1 岁 7 个月。主诉:突发惊厥 2 次。患儿于 2 h 前突发惊厥、四肢抽动、两眼上翻、面色略发钳,约半分钟后抽搐停止,意识恢复。半小时前又有类似发作一次,发作时四肢呈弓状痉挛,手腕下垂屈曲,5 ~ 10 s,抽后入睡,醒后活泼如常,病程中无发热。患儿平素出汗多,睡眠不安,出生后系人工喂养,户外活动较少。无外伤史,其母孕期曾有小腿“抽筋”史。

体格检查:神清,方颅,前囟平,约 0.5 cm×0.5 cm,浅表淋巴结不大,出牙 6 枚,轻度鸡胸,胸部可见肋串珠及肋缘外翻。心、肺听诊(-)。腹软,肝肋下 0.5 cm,脾肋下未触及。神经系统、外生殖器检查无异常。血常规正常。血生化:ALT 30 U/L,ALP 310 U/L,总胆固醇 4.0 mmol/L,血清钙 1.68 mmol/L,血清磷 2.1 mmol/L。腕部 X 射线:干骺端临时钙化带稍模糊,骨质密度减低。

【**情景 1**】该患者的护理问题有哪些?请列出至少 3 条。

【**情景 2**】针对患儿的情况,应采取哪些有效的护理措施?

附　情境模拟教学案例

热性惊厥患儿护理模拟教学案例

【模拟教学目标】

1. 准确评估高热惊厥患儿的临床表现，根据评估结果进行初步处理。

2. 正确运用SBAR沟通模式向医生汇报患儿病情。

3. 遵医嘱准确实施给药方案。

4. 正确实施预防惊厥的健康指导。

【模拟教学流程】

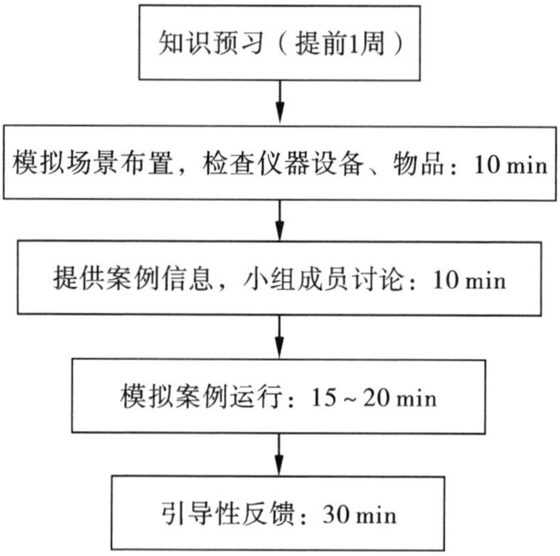

【模拟教学前学生准备】

1. 查阅高热惊厥相关资料　包括病因、临床表现、护理措施、健康教育等。

2. 小组成员明确分工　确定模拟教学中各自的角色与任务(1 名

责任护士、1 名辅助护士、2 名观察员)。

【模拟情景布置】

1. 学生角色　1 名责任护士、1 名辅助护士、2 名观察员。

2. 协助者(模拟实验室人员、学生或标准化患者)　患儿家属,病房医生。

3. 情景场所　小儿内科病房 2 床。

4. 模拟人的准备　高仿真模拟人或 SP,患者右手手腕戴上腕带。

5. 物品准备　床头卡、心电监护仪、负压吸引器、氧气吸入装置、开口器、压舌板、治疗盘一套、输液卡、病历夹(长期医嘱单、临时医嘱单、护理记录单)、手套、洗手液。

6. 所需药物　镇静止惊药(地西泮、生理盐水,静脉推注);降颅压药物(20% 甘露醇,静脉泵入);解热镇痛药(双氯芬酸钠栓,直肠给药)。

【模拟案例信息】(模拟案例运行前 15 min 提供)

1. 案例

患儿夏某,女,11 个月。患儿 1 d 前因上感出现发热,T 38.5 ~ 40 ℃,伴流涕、咳嗽、烦躁不安,今日抽搐 1 次,表现为双眼眨动、右手握拳伴抽动,持续 1 min 左右,遂来我院就诊,门诊以"抽搐待查"收入院。

入院查体:T 39.5 ℃,P 150 次/min,R 40 次/min,体重 8.5 kg。精神萎靡,嗜睡,双侧瞳孔等大等圆,对光反应迟钝。前囟 1 cm × 1 cm,隆起。颈抵抗,双侧呼吸运动对称,双肺未闻及细湿啰音。心音有力、律齐,腹软,无压痛及反跳痛,肝脾未扪及。皮肤黏膜未见瘀点、瘀斑。脊柱四肢发育正常。四肢肌张力增高,腱反射活跃。

2. 模拟情景

目前是患儿住院后 15 min,突发抽搐,表现为意识丧失、双眼上翻、牙关紧闭、四肢强直,家属赶紧呼叫护士,你作为责任护士,迅速对患儿进行评估和处理。

3. 模拟案例运行

时间分配	监测设置	患者/模拟人	学生干预	线索/提示
0～5 min	T:39.5 ℃ P:158 次/min R:40 次/min BP:90/60 mmHg SpO_2:90%	患儿四肢强直，牙关紧闭，口吐白沫，面色发绀，意识丧失	1. 立即赶到病房，清理患儿口腔分泌物，头偏向一侧（非急诊患者护士要洗手，自我介绍，确定患者身份） 2. 刺激人中、合谷穴，不可强力按压肢体 3. 将开口器放于牙齿之间防止舌头咬伤，用舌钳将舌头拉出，防止舌后坠引起窒息 4. 呼叫其他护士通知医生 5. 氧气吸入，吸痰 6. 乙醇或温水擦浴 7. 测量体温 8. 建立静脉通道	提供线索的角色成员：患者/家属 家属： “舌头已经咬破了，怎么办呀？呼吸怎么这么急呀？” 家属： “孩子脸色为什么越来越差了？你们快想想办法啊！”
6～10 min	T:39.5 ℃ P:152 次/min R:40 次/min BP:92/61 mmHg SpO_2:93%		1. 运用 SBAR 向医生汇报病情 2. 遵医嘱立即给予地西泮静脉推注，双氯芬酸钠直肠给药	家属： “这是什么药啊？会不会有副作用啊？”
11～15 min	T:38 ℃ P:148 次/min R:38 次/min BP:95/63 mmHg SpO_2:96%	无呕吐，肢体无强直，面色红润，意识恢复	1. 整理床单位 2. 给予心理护理 3. 健康宣教 4. 记录	家属： “她每次一抽起来我就好害怕呀！我以后怎么预防？”

备注：当学生未提供相应的干预措施时，患儿家属给予提示。

新乡医学院三全学院长期医嘱单

姓名:夏× 性别:女 年龄:11 个月 科室:小儿内科 床号:2 床 住院号:2019011000

<table>
<tr><th colspan="2">起 始</th><th colspan="2" rowspan="2">医 嘱 内 容</th><th rowspan="2">医师签名</th><th rowspan="2">护士签名</th><th colspan="2">停 止</th><th rowspan="2">医师签名</th><th rowspan="2">护士签名</th></tr>
<tr><th>日期</th><th>时间</th><th>日期</th><th>时间</th></tr>
<tr><td>2019.2.8</td><td>3 pm</td><td colspan="2">儿科常规护理</td><td>王×</td><td>林×</td><td></td><td></td><td></td><td></td></tr>
<tr><td>2019.2.8</td><td>3 pm</td><td colspan="2">一级护理</td><td>王×</td><td>林×</td><td></td><td></td><td></td><td></td></tr>
<tr><td>2019.2.8</td><td>3 pm</td><td colspan="2">告病重</td><td>王×</td><td>林×</td><td>2.8</td><td>4 pm</td><td>王×</td><td>林×</td></tr>
<tr><td>2019.2.8</td><td>3 pm</td><td colspan="2">留陪 1 人</td><td>王×</td><td>林×</td><td></td><td></td><td></td><td></td></tr>
<tr><td>2019.2.8</td><td>3 pm</td><td colspan="2">心电监护</td><td>王×</td><td>林×</td><td></td><td></td><td></td><td></td></tr>
<tr><td>2019.2.8</td><td>3 pm</td><td>NS 100 mL</td><td rowspan="2">静脉滴注
10 ~ 20 滴/min,
qd</td><td>王×</td><td>李×</td><td rowspan="2"></td><td rowspan="2"></td><td rowspan="2"></td><td rowspan="2"></td></tr>
<tr><td>2019.2.8</td><td></td><td>头孢曲松钠
0.8 g</td><td>王×</td><td>李×</td></tr>
<tr><td>2019.2.8</td><td>4 pm</td><td colspan="2">氧气吸入 1 L/min</td><td>王×</td><td>林×</td><td></td><td></td><td></td><td></td></tr>
<tr><td></td><td></td><td colspan="2"></td><td></td><td></td><td></td><td></td><td></td><td></td></tr>
<tr><td></td><td></td><td colspan="2"></td><td></td><td></td><td></td><td></td><td></td><td></td></tr>
<tr><td></td><td></td><td colspan="2"></td><td></td><td></td><td></td><td></td><td></td><td></td></tr>
<tr><td></td><td></td><td colspan="2"></td><td></td><td></td><td></td><td></td><td></td><td></td></tr>
<tr><td></td><td></td><td colspan="2"></td><td></td><td></td><td></td><td></td><td></td><td></td></tr>
<tr><td></td><td></td><td colspan="2"></td><td></td><td></td><td></td><td></td><td></td><td></td></tr>
<tr><td></td><td></td><td colspan="2"></td><td></td><td></td><td></td><td></td><td></td><td></td></tr>
<tr><td></td><td></td><td colspan="2"></td><td></td><td></td><td></td><td></td><td></td><td></td></tr>
<tr><td></td><td></td><td colspan="2"></td><td></td><td></td><td></td><td></td><td></td><td></td></tr>
<tr><td></td><td></td><td colspan="2"></td><td></td><td></td><td></td><td></td><td></td><td></td></tr>
<tr><td></td><td></td><td colspan="2"></td><td></td><td></td><td></td><td></td><td></td><td></td></tr>
<tr><td></td><td></td><td colspan="2"></td><td></td><td></td><td></td><td></td><td></td><td></td></tr>
<tr><td></td><td></td><td colspan="2"></td><td></td><td></td><td></td><td></td><td></td><td></td></tr>
<tr><td></td><td></td><td colspan="2"></td><td></td><td></td><td></td><td></td><td></td><td></td></tr>
<tr><td></td><td></td><td colspan="2"></td><td></td><td></td><td></td><td></td><td></td><td></td></tr>
</table>

新乡医学院三全学院临时医嘱单

姓名:夏×　性别:女　年龄:11 个月　科室:小儿内科　床号:2 床　住院号:2019011000

日期	时间	医　嘱　内　容	医师签名	日期	时间	护士签名
2019.2.8	3 pm	血常规	王×	2.8	3 pm	林×
2019.2.8	3 pm	尿常规	王×	2.8	3 pm	林×
2019.2.8	3 pm	大便常规	王×	2.8	3 pm	林×
2019.2.8	3 pm	吸痰 St	王×			
2019.2.8	3 pm	NS 5 mL　静脉推注 St	王×			
2019.2.8	3 pm	地西泮 2.5 mg	王×			
2019.2.8	3 pm	双氯芬酸钠 8 mg 直肠给药 St	王×			
2019.2.8	3 pm	乙醇擦浴 St	王×			

新乡医学院三全学院护理记录单

姓名:夏×　性别:女　年龄:11 个月　科室:小儿内科　床号:2 床　住院号:2019011000

日期	时间	体温 ℃	脉搏 次/min	呼吸 次/min	血压 mmHg	护理记录内容	护士签名
2019.2.8	3 pm	39.5	158	40	90/60	患儿抽搐状,面色发绀,立即清理患儿口腔分泌物,头偏向一侧,刺激人中、合谷穴,用舌钳将舌头拉出,防止舌后坠。氧气吸入,吸痰,乙醇或温水擦浴,建立静脉通道,地西泮 2.5 mg+NS 5 mL,静脉注射,双氯芬酸钠 8 mg 直肠给药。严密观察病情变化	林×
2019.2.8	3:30 pm	38.5	120	28	90/60	3:10 pm 抽搐停止,患儿处于睡眠状态,呼吸平稳	林×

【引导性反馈】(教师讨论提纲参考要点)

1. 开放性问题

(1)你对这次模拟活动的感觉怎么样?

(2)你觉得哪些方面你做得好?如果再做一次,哪些方面可能会做的不一样?

(3)你从这次模拟练习中学到了什么?

(4)你在操作方面做得好的地方有哪些?不足之处有哪些?

2. 疾病护理方面

(1)当患儿突发惊厥时,你是怎么想的?

(2)在评估该患儿时,你做了哪些工作?该患儿存在哪些护理问题?

(3)患儿惊厥发作时应如何处理?

(4)预防高热惊厥发作的护理措施有哪些?

3. 沟通、协作方面

(1)运用SBAR模式报告给医生,在执行医生口头医嘱时要注意哪些?

(2)在与患者或家属沟通的过程中,你认为哪些方面还需要改进?

(3)如何安抚家属的焦虑、急躁情绪?

在对该患者实施护理过程中,医务人员之间有哪些合作?你认为合作得较好的地方有哪些?有待改善的地方有哪些?

【课后评价】

情景设置评价占20%、学生表现评价占50%、反思评价占30%等。

模块五

急危重症护理学案例

案例 1

患者,陈某,男,54 岁,建筑工人,有心功能不全病史。在炎热环境中工作半天后自觉口渴明显,未予重视,后继发出现头晕、乏力,半小时后经急诊入院。

体格检查:T 39.5 ℃,P 104 次/min,R 26 次/min,BP 100/70 mmHg,神志清楚,皮肤弹性较差。在治疗过程中,患者突然胸闷、憋气、呼吸困难,护士至床旁时发现患者呼之不应,瞳孔散大,大动脉搏动未触及,立即实施抢救。经积极抢救后,患者恢复自主呼吸,心电监护显示窦性心率,心率 60 次/min,律齐,血压 82/53 mmHg,遵医嘱给予相应治疗。

【情景 1】该患者目前主要的护理问题有哪些?

【提示】

1. 体温过高　与中暑有关。
2. 体液不足　与高温作业中流失大量液体有关。
3. 气体交换障碍　与通气不足有关。

【情景 2】根据上述所列护理问题,采取相应护理措施。

【提示】

1. 降温　给予药物降温与物理降温,密切监测体温波动。
2. 开放静脉通道　大量快速补液。
3. 吸氧　纠正缺氧状态。
4. 监测　密切监测患者生命体征及病情变化,准确记录出入量。

案例 2

患者,张某,男,19 岁,未婚,无业,因刀刺伤 1 h 入院。患者 1 h 前被他人用刀刺伤左侧上臂,即感疼痛、出血,急诊加压包扎后收入院。

入院查体:T 36.8 ℃,P 110 次/min,BP 80/50 mmHg,神志清,焦

虑不安，营养良好，体型偏瘦，全身皮肤黏膜无黄染，左侧上臂内侧有一斜形皮肤创口，长约 3 cm，创缘整齐，搏动性出血，左侧桡动脉搏动减弱(较对侧)，左侧上肢肢端末梢血运欠佳。实验室检查：血常规显示 Hb 95 g/L，红细胞 3.2×10^{12}/L，白细胞 7.6×10^{9}/L。诊断：失血性休克，左侧肱动脉损伤。

【情景 1】该患者目前主要的护理问题有哪些?

【提示】

1. 体液不足　与大量失血有关。

2. 组织灌注量改变　与大量失血引起循环血容量不足所致的周围组织血流量减少有关。

3. 疼痛　与刀刺伤有关。

4. 有感染的危险　与皮肤组织破裂，保护能力降低有关。

5. 焦虑　与担心自身身体状况有关。

【情景 2】作为当班护士，你认为首优护理问题是什么? 应及时采取的护理措施是什么?

【提示】

1. 首优护理问题：体液不足　与大量失血有关。

2. 主要护理措施

(1)评估患者出血情况，身体状况，合作程度，心理状况。

(2)安置患者休克卧位，即头和躯干抬高 20°～30°，下肢抬高 15°～20°。

(3)以增加回心血流及改善周围组织血流量。

(4)建立静脉通道，遵医嘱给予补液或血，扩充血容量。

(5)严密观察患者意识、皮肤及黏膜、尿量等，每 15～30 min 测量生命体征，了解病情变化。

(6)观察呼吸形态，一旦出现缺氧情况，及时给予吸氧；出现昏迷，应头偏向一侧，以免舌根后坠引起窒息。

案例 3

患者,卓某,女性,26 岁,与丈夫争吵后于晚上 7 时,自服敌敌畏约 50 mL,2 h 后被家人发现意识丧失,呼之不应,急送往医院抢救。入院时神志不清,P 87 次/min、R 30 次/min、BP 150/80 mmHg,瞳孔针尖样改变,大汗淋漓,可见肌束震颤,两肺可闻及湿啰音,HR 87 次/min,律齐,小便失禁,口内可闻及蒜臭味。诊断:急性有机磷中毒。

【情景 1】目前该患者存在哪些护理问题?

【提示】

1. 急性意识障碍　与有机磷农药累及中枢神经有关。
2. 功能性尿失禁　与意识障碍有关。
3. 清理呼吸道无效　与意识障碍有关。
4. 自理缺陷　与意识障碍有关。
5. 有皮肤完整性受损的危险　与意识障碍有关。
6. 有受伤的危险　与意识障碍有关。

【情景 2】需为此患者提供哪些急救护理措施?

【提示】

1. 保持呼吸道通畅,吸痰、气管插管。
2. 洗胃。
3. 吸氧。
4. 建立静脉通道。
5. 心电监护。
6. 皮肤护理。
7. 留置导尿。
8. 心理护理。

案例 4

患者,路某,男,75 岁。在晨起取牛奶的路上突然倒地,路人呼之不应,急打 120 求救。

【情景】假如你是 120 急救人员,面对此患者应如何做好院外急救?在伤员转运途中,应做好哪些监护?

【提示】

1. 当意外发生时,救护人员立即赶赴现场,共同配合完成救护任务。主要护理工作如下。

(1)护理体检　包括询问病史,了解症状、体征以及对伤者进行护理体检等。

(2)护理要点　包括体位安置,建立静脉通路,掌握脱去患者衣服等技巧。

(3)转送与途中监护　主要包括担架搬运,救护车运送注意事项及途中监护等。

2. 伤员进入救护车,救护人员要充分利用车上设备对伤员实施生命支持与监护。

(1)密切观察患者的症状和体征。

(2)使用心电监护仪进行持续心电监测。

(3)必要时进行气管插管使用呼吸器,保证有效通气。

(4)各种管道的护理,包括输液管、气管插管、导尿管等各种管道必须按要求加以保护,同时要保证各种管道的通畅和无菌操作。

(5)正确实施院前急救护理技术,到达医院急诊科后,对已采取的急救措施,用药情况,各种管道及目前状况等要向接诊医师提供详细的书面记录材料及口头交班。

案例 5

患者,梁某,男性,72 岁,原有呼吸系统疾病史 8 年。主诉半小时前因提拉重物后,感胸闷、胸痛不适,继之出现气促,呼吸困难。来院时患者大汗淋漓,呼吸极度困难,口唇发绀,脉搏细速,不能平卧。

【情景】你作为急诊护士,如何用 SOAP 公式进行分诊?

【提示】

SOAP 公式

S(subjective,主观感受)　患者的主观感受资料,包括主诉及伴随的症状。半小时前因提拉重物后,感胸闷、胸痛不适,继之出现气促,呼吸困难。

O(objective,客观现象)　患者的客观资料,包括体征及异常征象。大汗淋漓,呼吸极度困难,口唇发绀,脉搏细速,不能平卧。

A(assess,估计)　将收集的资料进行综合分析,得出初步诊断。考虑呼吸系统疾病引起的左心功能不全,心脏病。

P(plan,计划)　根据判断结果,进行专科分诊,按轻、重、缓、急有计划地安排就诊。保持呼吸道通畅,迅速建立静脉通道,心电监护。心内科医生会诊。

案例 6

患者,丁某,男,32 岁。因车祸多发外伤,昏迷状。入院初步诊断:肝破裂、多发性肋骨骨折、右肺挫裂伤、肾挫伤、腰椎骨折、右胫骨开放性骨折。急诊紧急输血后,做剖腹探查、半肝切除术、肋骨复位固定、胸腔闭式引流、腹腔双套管引流,同时对右腿清创缝合,石膏固定牵引。术后送 ICU 进一步监护。

【情景 1】如果你是 ICU 值班护士,你应该如何来接诊患者?

【提示】

1. 准备麻醉床。

2. 护理用品准备:吸痰管、湿化用生理盐水、电极片、无菌手套、引流袋、引流固定用物等。

3. 准备各种抢救及治疗药物,如血管活性药物、液体,止血药物等。

4. 备好多功能监护仪、呼吸机、负压吸引装置等。

5. 按“卧位—吸氧—监护—各引流管—评估(皮肤情况)”的具体接收程序接收患者。

【情景 2】该患者的监护重点是什么?

【提示】

1. 生命体征、意识、尿量。
2. 心电图及血流动力学监测。
3. 血气分析、肾功能监测、肝功能监测。
4. 伤口、患肢、各引流管情况监测。

案例 7

患者,杨某,男,18 岁。在钓鱼时钓竿钓上一条大鱼,用力收钩时,钓鱼钩折断,钓鱼竿触到高压线时突然跌倒(意识丧失)3 min。

【情景 1】请问杨某发生了什么情况?

【情景 2】如果你在现场,应如何进行现场急救?

【情景3】经急救患者心跳、呼吸恢复，进一步应该如何处理？

案例8

患者，张某，男，50岁，间断发生上腹部不适及左上腹隐痛近8年。1年前开始出现乏力，易疲劳，下肢轻度水肿，经休息后症状可缓解。2 d前饮少量白酒后诱发上腹部不适、恶心。入院8 h解暗红色血便1次，量约500 mL，便后头晕、心悸、大汗。入院前1 h呕吐咖啡色内容物1次，含"血凝块"，量约800 mL。自述既往有胃病史，间断服用雷尼替丁，效果不好。偶有少量饮酒，不抽烟。

【情景】如果你是值班护士应如何接诊该患者？

案例9

高某，男，39岁，因车祸被送至某院急诊，右侧下肢伤口出血，右侧头部有血液，患者意识不清，呼吸急促，心跳微弱。

【情景1】在医生未到之前，接诊护士应做些什么？

【情景2】医生来后，护士应如何配合抢救？

【情景3】护士在观察病情方面，应重点观察什么？

案例10

患者，章某，男，65岁，退休教师。患者3 h前出现大口咯鲜红色血液，约300 mL，由家属和护士从急诊转至病房。转诊过程中仍间断性咯鲜红色血数口，约40 mL。医疗诊断：咯血原因待查①肺癌？②支气管扩张？

【情景1】作为接诊护士，如何对该患者进行护理评估？

【**情景 2**】患者入院 30 h 后，护士巡视病房时发现患者大口大口咯鲜红色血数十口，约 100 mL，表情异常恐惧，护士一边指导其不用紧张，协助轻拍背部，一边调整用药的滴速，但仍发现患者张口瞪目、两手乱抓、抽搐、大汗淋漓、牙关紧闭。此时患者最有可能发生的护理问题是什么？如何护理？

____

____

____

____

____

附　情境模拟教学案例

心脏骤停患者模拟教学案例

【模拟教学目标】

1. 实施心肺复苏的标准。
2. 心肺复苏的操作流程。
3. 实施除颤操作。
4. 有效配合医生。
5. 正确执行口头医嘱。
6. 与医生和家属有效沟通。

【模拟教学流程】

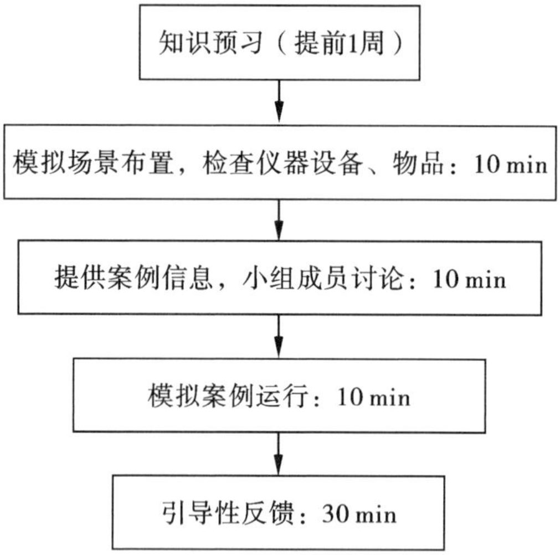

【模拟教学前学生准备】

1. 查阅心脏骤停相关资料　包括心脏解剖、抢救用药、心肺复苏流程、电除颤。

2. 小组成员明确分工　确定模拟教学中各自的角色与任务(1 名责任护士、2 名辅助护士、2 名观察员)。

【模拟情景布置】

1. 学生角色　1名责任护士、2名辅助护士、2名观察员。

2. 协助者(模拟实验室人员、学生或标准化患者)　病房医生。

3. 情景场所　急诊科病房1床。

4. 模拟人的准备　高仿真模拟人,患者右手手腕戴上腕带。

5. 物品准备　床头卡、心电监护仪、吸氧装置、呼吸气囊、气管插管用物、呼吸机、吸痰用物、除颤仪、心电图机、治疗盘1套、注射卡、病历夹(临时医嘱单、护理记录单)、洗手液。

6. 所需药物　提升心率药物(肾上腺素,静脉推注);升高血压药物(多巴胺、间羟胺,静脉滴注)。

【模拟案例信息】(模拟案例运行前15 min提供)

1. 案例

患者仰卧于自家床上,呼之不应,查体见患者意识丧失,颈动脉搏动消失,未闻及心音,口唇苍白,双侧瞳孔固定,直径约5.0 mm,心电显示一条直线。立即行心肺复苏,征求在场患者家属意见,前往医院抢救。送往医院途中,持续胸外心脏按压,开放静脉通路,开放气道,心电监护,持续鼻导管氧气吸入,通知科室做好抢救准备。

2. 模拟情景

患者到急诊科后,持续胸外按压,除颤,心电监护。你作为责任护士,配合医生实施抢救,正确执行口头医嘱。

3. 模拟案例运行

时间分配	监测设置	患者/模拟人	学生干预	线索/提示
0 ~ 2 min	血压测不出，无动脉搏动，无呼吸	无呼吸、无动脉搏动	1. 呼叫其他护士通知医生 2. 将患者放于硬板床上 3. 持续呼吸气囊辅助呼吸，胸外按压 4. 心电监护 5. 电除颤 6. 床旁心电图	提供线索的角色成员： 医生： “持续心肺复苏、电除颤！”
3 ~ 8 min	出现室颤心律， P：260 次/min 给予除颤后心律恢复： T：36.4 ℃ P：68 次/min R：12 次/min BP：92/64 mmHg SpO_2：90%	出现室颤心律，除颤后变为窦性心律，律齐，抢救成功	1. 建立两条静脉通路 2. 遵医嘱立即肾上腺素静脉推注，多巴胺、间羟胺静脉滴注 3. 电除颤 4. 抢救成功后给予心理护理 5. 记录	医生： “建立两条静脉通路，电除颤。” “密切观察患者病情变化，安慰患者。”

备注：当学生未提供相应的干预措施时，医生给予提示。

新乡医学院三全学院临时医嘱单

姓名:吴× 性别:男 年龄:60 岁 科室:急诊科 床号:1 床 住院号:123456

<table>
<tr><th>日期</th><th>时间</th><th colspan="2">医 嘱 内 容</th><th>医师签名</th><th>日期</th><th>时间</th><th>护士签名</th></tr>
<tr><td>2019.3.23</td><td>10 am</td><td colspan="2">持续心电监护</td><td>王×</td><td></td><td></td><td></td></tr>
<tr><td>2019.3.23</td><td>10 am</td><td colspan="2">电除颤</td><td>王×</td><td></td><td></td><td></td></tr>
<tr><td>2019.3.23</td><td>10:02 am</td><td colspan="2">肾上腺素 2 mg 静脉推注</td><td>王×</td><td></td><td></td><td></td></tr>
<tr><td rowspan="3">2019.3.23</td><td rowspan="3">10:03 am</td><td>NS 500 mL</td><td rowspan="3">静脉滴注</td><td>王×</td><td></td><td></td><td></td></tr>
<tr><td>多巴胺 100 mg</td><td>王×</td><td></td><td></td><td></td></tr>
<tr><td>间羟胺 30 mg</td><td>王×</td><td></td><td></td><td></td></tr>
<tr><td>2019.3.23</td><td>10:05 am</td><td colspan="2">肾上腺素 1 mg 静脉推注</td><td>王×</td><td></td><td></td><td></td></tr>
<tr><td>2019.3.23</td><td>10:06 am</td><td colspan="2">电除颤</td><td>王×</td><td></td><td></td><td></td></tr>
<tr><td>2019.3.23</td><td>10:08 am</td><td colspan="2">肾上腺素 1 mg 静脉推注</td><td>王×</td><td></td><td></td><td></td></tr>
<tr><td></td><td></td><td colspan="2"></td><td></td><td></td><td></td><td></td></tr>
<tr><td></td><td></td><td colspan="2"></td><td></td><td></td><td></td><td></td></tr>
<tr><td></td><td></td><td colspan="2"></td><td></td><td></td><td></td><td></td></tr>
<tr><td></td><td></td><td colspan="2"></td><td></td><td></td><td></td><td></td></tr>
<tr><td></td><td></td><td colspan="2"></td><td></td><td></td><td></td><td></td></tr>
<tr><td></td><td></td><td colspan="2"></td><td></td><td></td><td></td><td></td></tr>
<tr><td></td><td></td><td colspan="2"></td><td></td><td></td><td></td><td></td></tr>
<tr><td></td><td></td><td colspan="2"></td><td></td><td></td><td></td><td></td></tr>
<tr><td></td><td></td><td colspan="2"></td><td></td><td></td><td></td><td></td></tr>
<tr><td></td><td></td><td colspan="2"></td><td></td><td></td><td></td><td></td></tr>
<tr><td></td><td></td><td colspan="2"></td><td></td><td></td><td></td><td></td></tr>
</table>

新乡医学院三全学院护理记录单

姓名:吴×　性别:男　年龄:60 岁　科室:急诊科　床号:1 床　住院号 123456

日期	时间	体温 ℃	脉搏 次/min	呼吸 次/min	血压 mmHg	护理记录内容	护士签名
2019.3.23	10 am		无脉搏	无呼吸	测不出	患者于家中,呼之不应,查体见患者意识丧失,颈动脉搏动消失,未闻及心音,口唇苍白,双侧瞳孔固定,直径约 5.0 mm,心电图检查显示一条直线。立即实施胸外心脏按压,开放气道,人工气囊辅助呼吸,心电监护,持续鼻导管氧气吸入。建立静脉通道,多巴胺 100 mg+间羟胺 30 mg+NS 500 mL,静脉滴注,肾上腺素 2 mg 静脉推注,电除颤	林×
2019.3.23	10:10 am	36.4	68	12	92/64	患者于 10:08 am 抢救成功。现呼吸平稳,意识恢复,心电监护显示窦性心律。请密切观察患者的病情变化	林×

【引导性反馈】(教师讨论提纲参考要点)

1. 开放性问题

(1)你对这次模拟活动的感觉怎么样?

(2)你觉得哪些方面你做得好?如果再做一次,哪些方面可能会做的不一样?

(3)你从这次模拟练习中学到了什么?

(4)你在操作方面做得好的地方有哪些?不足之处有哪些?

2. 疾病护理方面

(1)当遇到患者呼吸心跳骤停时,你首先的反应是什么?

(2)在评估该患者时,你做了哪些工作?

3. 沟通、协作方面

(1)在执行医生口头医嘱时要注意哪些?

(2)在与家属沟通的过程中,你认为哪些方面还需要改进?

(3)在该患者实施护理过程中,医务人员之间有哪些合作?你认为合作得较好的地方有哪些?有待改善的地方有哪些?

【课后评价】

情景设置评价占20%、学生表现评价占50%、反思评价占30%等。

模块六

老年护理学案例

案例1

患者，杨某，女，81岁，独居，傍晚时分邻居发现其跌倒在家门外，当即不能站立。老人诉左髋部疼痛异常，送往医院。有高血压史20余年，一直服用2种降压药，具体不详。有慢性青光眼病史，视力较差。双膝骨关节炎10余年。前一次跌倒是在2个月前的如厕后，当时可站立和行走，无其他不适。

体格检查：T 37.1 ℃，P 80次/min，R 20次/min，BP 140/86 mmHg，全身体检未见明显异常。

X射线示：股骨颈头下型骨折、完全移位。

【情景1】你认为杨某发生跌倒的危险因素有哪些？

【提示】

1. 视觉问题　患有慢性青光眼，视力较差使杨某在行走时不易观察周围环境，容易跌倒。

2. 活动与协调　杨某双膝患有骨关节炎，关节僵硬，影响了日常活动的能力。

3. 血管舒缩功能及药物影响　长期高血压使杨某的血管舒缩功能下降，而服用的抗高血压药物也是引起杨某跌倒的危险因素。

【情景2】患者经治疗病情好转，出院前护士应从哪些方面指导患者预防再跌倒？

【提示】

预防再跌倒的措施

1. 评估活动能力　患者在股骨颈骨折后应评估其步态与活动能力，了解目前的心理状况，是否存有惧怕心理。

2. 评估及改善居住环境　了解目前住所环境存在的不安全因素，并指导改善。如地面要保持平坦、干燥、不易滑跤，走道通畅；家具及设施放置稳固、高度适宜；转换体位的速度要放慢；楼梯、走廊、卫生间洁具边均安置扶手，楼梯、台阶边缘色差醒目。

3. 使用高度适宜的助步器　指导老人积极进行运动锻炼，尤其是增强抬腿力量的髂腰肌训练。合理服用治疗高血压药物。定期复查，认真接受健康检查。

案例 2

患者，丁某，男性，72 岁。确诊高血压 16 年，前列腺增生 1 年。定期服用洛汀新降压，血压波动在 120～140/85～95 mmHg。1 d 前出现起立后双眼黑蒙、乏力、耳鸣，平卧数分钟后，症状缓解。患者平时经常因失眠服用安定等镇静药，还喜用高丽参等多种滋补药品。

【情景 1】该患者可能的药物不良反应有哪些？

【提示】

1. 体位性低血压。
2. 尿潴留。
3. 药物中毒。

【情景 2】预防患者的药物不良反应措施有哪些？

【提示】

1. 密切观察药物副作用，一旦出现不良反应应及时停药、就诊，根据医嘱改服其他药物，保留剩药。
2. 定期监测血药浓度。
3. 对患者所用的药物要进行认真的记录并注意保存。
4. 规定适当的服药时间和服药间隔。

【情景 3】应如何对患者进行用药指导？

【提示】

1. 向患者解释药物的种类、名称、用药方式、药物剂量、药物作用、不良反应和期限等。
2. 鼓励老年人首选非药物性措施，对失眠应先采用非药物性的措施解决问题，将药物中毒的危险性降至最低。
3. 指导老年人不随意服用补药。
4. 加强患者安全用药知识教育。

案例3

患者,王某,男,68 岁。家庭生活美满,有一个女儿已结婚,事业有成。然而每当他想到父亲是 68 岁这一年去世的,就不由自主地感到悲哀。半年来,他总是郁郁寡欢。起初,他感到自己患了绝症,原因是感到躯体不适,如胃痛、便秘、腹痛、打嗝、食欲减退、失眠多梦等。在多家医院做了一系列详细检查后,未发现异常。但他不相信这些结果,仍到处求治求医。这时,他对自己正常的躯体功能过度注意,即使有时出现感冒等轻微症状,也是反应过度。其次,王某情绪特别易激动,发脾气,常为一些小事与家人争吵不休,弄得家人谁也不敢理他、惹他。他常担心自己和家庭遭到不幸,不敢走出家门,有时坐卧不安,难以入睡。变得越来越消沉,无精打采、有孤独感、不想说话、行动迟缓,表情淡漠呆滞。以往很感兴趣的事变得索然无味,如打牌、炒股、跳舞。他感到自己老了,什么都干不了了。近来,王某越来越悲观,感到自己没用,生不如死。于是想触电身亡,自杀未遂。家人为他着急万分,时时刻刻要人守护他。但王某仍不断企图自杀。

【情景1】该患者最可能的诊断是什么?有何依据?

【提示】

1. 老年期抑郁症。

2. 依据如下

(1)有抑郁症的三大主要症状　即心境低落、思维迟缓和行为抑制的"三低"症状:总是郁郁寡欢,变得越来越消沉,无精打采、有孤独感、不想说话、行动迟缓,表情淡漠、呆滞。以往很感兴趣的事变得索然无味,如打牌、抄股、跳舞。他感到自己老了,什么都干不了了。

(2)老年人抑郁症特点之疑病性　因躯体不适而感到自己患了绝症,在多家医院做详细检查而未发现阳性体征。但他不相信这些结果,仍到处求治求医。他对自己正常的躯体功能过度注意,即使有时出现轻度感冒等,也是反应过度。

(3)老年人抑郁症特点之隐匿性　出现躯体不适如胃痛、便秘、腹痛、打嗝、食欲减退、失眠多梦，但查不出相应的阳性体征。

(4)老年人抑郁症特点之激越性　王某情绪特别易激动，发脾气，常为一些小事与家人争吵不休，弄得家人谁也不敢理他、惹他。为此他常担心自己和家庭遭到不幸，不敢走出家门，有时坐卧不安，难以入睡。

(5)老年人抑郁症特点之迟滞性　不想说话、行动迟缓，表情淡漠呆滞。

(6)自杀念头和行为　王某触电自杀未遂，仍不断企图自杀(割脉、服药、上吊……)。

(7)持续时间超过2周　半年。

【情景2】患者存在哪些护理问题?

【提示】

1. 个人应对无效　与无力解决问题、认为自己丧失能力、对将来丧失信心、使用心理防卫机制不恰当有关。

2. 有自杀的危险　与严重抑郁悲观情绪、自责自罪观念、有消极观念和自杀企图和行为和无价值感有关。

3. 睡眠型态紊乱　与抑郁症不安和激动、充满悲观情绪、入睡困难有关。

4. 思维过程紊乱　与抑郁症表现出的思维和行为活动迟缓有关。

【情景3】应采取的护理措施有哪些?

【提示】

1. 日常生活护理　保持合理的休息和睡眠;加强营养。

2. 用药护理　密切观察药物疗效和可能出现的不良反应，及时向医生反映;强调坚持服药。

3. 严防自杀

(1)识别自杀动向。

(2)环境光线明亮，色彩明快。

(3)专人守护。

(4)妥善保管一切可用以自杀的工具及药物。

4. 心理护理

(1)采取认知、疏导等心理干预阻断负向的思考。

(2)鼓励患者抒发自己的想法。

(3)学习新的应对技巧。

案例 4

姚某,男,65 岁,丧偶,子女均在国外。文化程度:大学。去年退休,退休前为一家杂志社的编辑。除外出购物,不爱活动。白天大部分时间在家看书报或电视节目。喜欢吃肉,不爱吃蔬菜,嗜辣。最近一次体检是在一个月前。检查结果显示,除血脂偏高外,无其他异常。最近一段时间自觉排便困难,每周排便 2 ~ 3 次,大便干结,自己曾到药房购买酚酞片服用,但自觉效果不佳,食欲略有下降,故前来就诊。

【情景 1】根据现有资料,考虑老人出现了什么问题?其原因是什么?

【情景 2】应该如何帮助其纠正?

案例 5

患者，张某，男，69 岁，有高血压病史 15 年，并有多次“短暂脑缺血发作”，1 d 前晨起发现右侧肢体无力，不能活动，并有言语不清，无大小便失禁。查体：血压 160/100 mmHg，神志清楚，口角歪斜，右侧肢体肌力Ⅱ～Ⅲ级。头颅 CT 检查可见低密度梗死灶。

【情景 1】该患者目前主要护理问题有哪些？

【情景 2】为防止并发症的出现，应采取哪些护理措施？

【情景 3】在病情恢复后，如何指导患者进行康复训练？

案例 6

患者，孙某，男，68 岁。以心前区不适伴突发晕厥 15 min 入院。15 min 前患者于活动中突感心前区不适，继之晕厥。无胸痛、胸闷、头痛、呕吐和肢体瘫痪。既往有高血压、冠心病史多年。

入院体格检查：脉搏 28 次/min，血压 80/40 mmHg。意识清晰，表情紧张焦虑。呼吸 28 次/min，律齐。四肢肌力和肌张力正常。心电图显示：①Ⅱ、Ⅲ、aVF 导联 Q 波时间 0.06 s，电压等于同导联呼吸波的 1/3；②三度房室传导阻滞。

【情景 1】患者可能为何种疾病？

【情景 2】导致患者低血压的原因是什么？

【情景 3】如何缓解患者的焦虑情绪？

附　情境模拟教学案例

老年慢性病患者护理模拟教学案例

【模拟教学目标】

1. 气道管理相关护理操作。
2. 生命体征监测。
3. 重症患者的基础护理。
4. 口服药物发放的护理。
5. 与医生、患者及家属有效沟通。

【模拟教学流程】

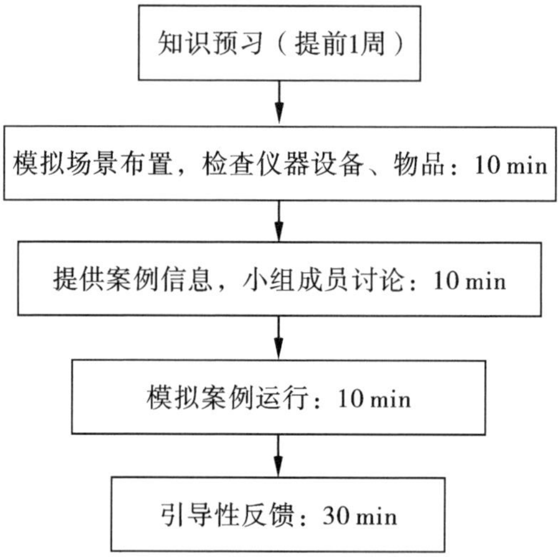

【模拟教学前学生准备】

1. 查阅慢性阻塞性肺疾病、糖尿病、脑卒中、阿尔兹海默病相关资料　包括相关疾病的临床表现、治疗原则及护理措施。

2. 小组成员明确分工　确定模拟教学中各自的角色与任务(1 名责任护士、2 名辅助护士、2 ~ 3 名家属,2 名观察员)。

【模拟情景布置】

1. 学生角色 1名责任护士、2名辅助护士、3名观察员。

2. 协助者(模拟实验室人员、学生或标准化患者) 病房医生。

3. 情景场所 老年科病房1床(气垫床)。

4. 模拟人的准备 高仿真模拟人,患者右手手腕戴上腕带。

5. 物品准备 床头卡、心电监护仪、吸氧装置、软枕4~6个,电动负压吸痰器及吸痰物品1套、抽血用试管1套,雾化器1套、治疗盘1套、注射卡、病历夹(临时医嘱单、护理记录单)、洗手液。

6. 所需药物 解痉平喘药物(氨溴索,氨茶碱,静脉滴注;吸入用布地奈德溶液,吸入用复方异丙托溴铵溶液,雾化吸入)。

【模拟案例信息】(模拟案例运行前15 min提供)

1. 案例

患者,刘某,男,86岁。主诉:间断头晕、双下肢无力10年,加重伴烦躁1 d。10年前无明显诱因出现头晕、双下肢无力,步行不稳,伴头痛,无恶心、呕吐、耳聋、耳鸣、视物模糊,无大小便失禁,诊断为“脑梗死”,给予输液治疗后好转出院。后头晕、头痛间断发作,进行性加重。1年前无明显诱因出现近记忆力减退明显,未治疗。1 d前烦躁加重,且智能明显减退,情绪不稳定,急来我院。门诊以“1. 脑梗死并血管性痴呆 2. 冠心病 3. 阿尔茨海默病 4. 慢性阻塞性肺疾病 5. 糖尿病”为诊断收入。自发病来,患者痴呆貌,言语不清,食欲差,睡眠差,大便干结,服通便药物维持,小便稍频繁,体重近来减轻约3 kg。现患者痴呆貌,言语不清,双上肢肌力Ⅳ级,双下肢肌力Ⅲ级,肌张力正常,查体:双下肢中度水肿,左侧肿胀严重,双下肢静脉曲张,双下肢小腿处皮肤发黑,干性溃疡。左下肢皮肤大面积陈旧性黑斑,左侧髋关节处有一处2 cm×3 cm Ⅱ°压疮,患处皮肤水疱破溃,周围皮肤发红。

既往史:平素体质差,患“慢支,肺气肿”20余年,高血压病20年,糖尿病10年,静脉曲张20年,骨性关节炎10余年,患老年性痴呆5年,“前列腺增生症”10年,目前口服“哈乐、保列治”治疗;患“阿尔茨海默病”10年,目前口服“美金刚”治疗;患“冠心病,不稳定型心绞痛,心衰”8年,1年前患“急性心肌梗死”,目前口服“复方丹参滴丸”治疗;患“抑郁症”6年,间断服“黛力新”,“反流性食管炎”2年,无肝炎、结核等传染病史,4 年前因摔伤致股骨颈骨折。在某医院手术,具体手术方式不详;无外伤史,无药物、食物过敏史,无输血、献血史。预防接种随当地进行。

2. 模拟情景

患者到老年科后,心电监护,吸氧、吸痰,建立静脉通路。你作为责任护士,配合医生实施护理,正确执行各项医嘱。

3. 模拟案例运行

时间分配	监测设置	患者/模拟人	学生干预	线索/提示
0 ~5 min	T:36.5 ℃ P:93 次/min, R:23 次/min BP:168/89 mmHg SpO_2:86%	患者烦躁,心慌胸闷,心前区不适,喘息明显	1. 呼叫其他护士通知医生 2. 迅速高流量吸氧 3. 心电监护 4. 调整体位 5. 建立静脉通路	提供线索的角色成员:妻子 妻子: “我老伴咋样啊!” 儿子:“我父亲情况如何,你们动作轻点啊!”
6 ~10 min	T:36.8 ℃ P:102 次/min R:25 次/min BP:158/85 mmHg SpO_2:89%	患者喘息明显,呼吸困难,咳嗽咳痰症状加重,无自主咳痰能力,口唇发绀,小便失禁	吸痰/机械排痰 留置导尿	儿子在一旁哭泣: “你们务必要抢救我的老父亲啊。”
11 ~15 min	T:36.7 ℃ P:90 次/min R:23 次/min BP:150/ 85 mmHg SpO_2:93%	呼吸较平稳,心慌胸闷症状,喘息症状较前明显减轻	1. 整理床单位 2. 给予心理护理 3. 记录	医生: “密切观察患者病情变化,安慰家属。”

备注:当学生未提供相应的干预措施时,患者家属及医生给予提示。

新乡医学院三全学院长期医嘱单

姓名:刘×× 性别:男 年龄:86 岁 科室:老年科 床号:1 床 住院号:2019032600

起始日期	起始时间	医嘱内容		医师签名	护士签名	停止日期	停止时间	医师签名	护士签名
2019.3.26	10 am	内科护理常规		王×	林×				
2019.3.26	10 am	一级护理		王×	林×				
2019.3.26	10 am	留陪 1 人		王×	林×				
2019.3.26	10 am	心电监护		王×	林×				
2019.3.26	10 am	5%GS 100 mL	静脉滴注,Bid	王×	李×				
2019.3.26	10 am	RI 4U		王×	李×				
2019.3.26	10 am	氨茶碱 0.25		王×	李×				
2019.3.26	10 am	5%GS 100 mL	静脉滴注,Bid	王×	林×				
2019.3.26	10 am	氨溴索 15 mg		王×	林×				
2019.3.26	10 am	RI 4 U		王×	林×				
2019.3.26	10 am	NS 100 mL	压缩雾化吸入 q 8 h	王×	林×				
2019.3.26	10 am	吸入用布地奈德溶液 2 mL		王×	林×				
2019.3.26	10 am	吸入用复方异丙托溴铵溶液 2.5 mL		王×	林×				
2019.3.26	10 am	氧气吸入 3 L/min		王×	林×				

新乡医学院三全学院临时医嘱单

姓名:刘×× 性别:男 年龄:86 岁 科室:老年科 床号:1 床 住院号:2019032600

日期	时间	医嘱内容	医师签名	日期	时间	护士签名
2019.3.26	10 am	血常规(急)	王×			
2019.3.26	10 am	血气分析(急)	王×			
2019.3.26	10 am	肝肾功能	王×			
2019.3.26	10 am	痰培养	王×			
2019.3.26	10 am	血培养	王×			
2019.3.26	10 am	超敏C反应蛋白(急)	王×			
2019.3.26	10 am	降钙素原(急)	王×			
2019.3.26	10 am	血沉(急)	王×			
2019.3.26	10 am	电解质(急)	王×			
2019.3.26	10 am	心电图(床旁)	王×			
2019.3.26	10 am	胸部正位片(床旁)	王×			
2019.3.26	10:10 am	吸氧,4 L/min,2 h	王×			
2019.3.26	10:15 am	留置导尿	王×			

新乡医学院三全学院护理记录单

姓名:刘×× 性别:男 年龄:86 岁 科室:老年科 床号:1 床 住院号:2019032600

日期	时间	体温 ℃	脉搏 次/min	呼吸 次/min	血压 mmHg	护理记录内容	护士签名
2019.3.26	10 am	36.5	93	23	168/89	患者略烦躁,喘息明显,家属代述:心慌胸闷,心前区不适,遵医嘱给予氧气吸入 3 L/min,持续心电监护,心电示波:窦性心律,律不齐	林×
2019.3.26	10:15 am	36.8	102	25	158/85	患者 SpO_2 89%,烦躁明显,喘息加剧,呼吸困难,咳嗽咳痰症状加重,无自主咳痰能力,口唇发绀,小便失禁。遵医嘱加大氧流量为 4 L/min;小便失禁,留置尿管;痰液黏稠不易咳出,医嘱给予间断吸痰,机械排痰 tid;同时给予解痉平喘药物应用,密切观察患者病情变化	林×
2019.3.23	10:30 am	36.7	90	23	150/85	患者 SpO_2 93%,呼吸较平稳,心慌胸闷症状,喘息症状较前明显减轻;密切观察患者的病情变化	林×

【引导性反馈】(教师讨论提纲参考要点)

1. 开放性问题

(1)你对这次模拟活动的感觉怎么样?

(2)你觉得哪些方面你做得好?如果再做一次,哪些方面可能会做得不一样?

(3)你从这次模拟练习中学到了什么?

(4)你在操作方面做得好的地方有哪些?不足之处有哪些?

2. 疾病护理方面

(1)当患者出现病情变化时,你是怎么想的?

(2)在评估该患者时,你做了哪些工作?该患者存在哪些护理问题?

3. 沟通、协作方面

(1)在与患者或家属沟通的过程中,你认为哪些方面还需要改进?

(2)如何安抚家属的焦虑、急躁情绪?

(3)在对该患者实施护理过程中,医务人员之间有哪些合作?你认为合作得较好的地方有哪些?有待改善的地方有哪些?

【课后评价】

情景设置评价占20%、学生表现评价占50%、反思评价占30%等。

模块七

社区护理学案例

案例 1

患者，王某，女，60 岁，高血压病史 6 年，一直服用心痛定（5 mg/次、2 次/d）控制血压，半月来头痛、头晕、乏力、视力模糊，自行将心痛定次数增加为每日 3 次，仍不见好转，来社区卫生服务中心就诊。现血压 150/95 mmHg（服药后）；查眼底显示视网膜动脉变细；血脂略高；血糖正常。无高血压家族史，经主管医师诊断为高血压，控制血压失败的主要原因为降压方案不合理，应加用小剂量利尿剂，并配合非药物疗法进行综合治疗和护理，收入居家护理中心。

患者现已退休在家，平日喜欢高盐、高脂饮食，近日睡眠不规律、烦躁易怒，不爱运动，无烟酒嗜好，日常生活能力正常，喜欢看电视、打麻将等娱乐活动，无宗教信仰。老伴杨先生，身体健康，他们住在一处普通居民小区，两居室有单独的洗手间及浴室，小区环境好。两位老人初中文化，对高血压的认识不足，误以为可以自行调整服药量控制血压；由于此次的病情加重，使患者及家属对居家护理的期望较高，希望能得到医务人员的帮助。他们有一个 35 岁的女儿，已结婚生子，独立居住，节假日回家看望老人，家庭关系融洽。经济状况和家庭支持系统良好。

【情景】如何对该患者进行居家护理？

【提示】

1. 护理评估

（1）病史　现病史、用药情况、主要的临床症状和体征。

（2）日常生活情况及心里社会史　生活史、生活习惯、日常生活能力、兴趣爱好、认知及判断能力等。

（3）家庭环境情况　家庭成员的构成和数量、年龄、性别、健康状况、居住条件及居住环境。社会经济情况。

（4）资源使用情况　社区资源、家庭资源。

（5）对疾病及居家护理的认识。

2. 护理诊断

(1)疼痛　与血压升高有关。

(2)有受伤的危险　血压增高致头晕、视力模糊。

(3)知识缺乏　缺乏原发性高血压饮食、药物治疗等方面知识。

(4)焦虑　与血压控制不满意有关。

(5)营养失调,高于机体需要量　与摄入过多、缺少运动有关。

(6)潜在并发症　高血压急症、脑血管意外、心功能衰竭、肾功能衰竭。

3. 护理措施

(1)增进患者的心理健康

1)安排安静的环境,减少可能影响患者情绪激动的因素。

2)解释要做的诊断检查及治疗措施,减轻患者的焦虑、不安。

3)协助患者合理安排生活,保持活动与休息平衡,保持生活规律,每天应有充足的休息和睡眠,午餐后休息 30～60 min,可使紧张的身心得到放松。

4)必要时给予镇静剂。

(2)合理膳食

1)低盐饮食:限制钠盐摄入,一般每日摄入食盐量以不超过 6 g 为宜。低盐饮食配合利尿剂使用,可促进利尿剂的效果。应禁食含钠高的食物,如熏肉、熏鱼、肉酱、香肠、罐头食品、蜜饯、汽水等。

2)低脂肪、低胆固醇饮食。应适当限制饱和脂肪及高胆固醇食物,如猪油、牛油、牡蛎、鱼籽、内脏、蛋黄等。

3)补充适量蛋白质。

4)限制饮酒及避免刺激性饮料,如咖啡、浓茶、可乐等。

5)摄入低热量或中等热量的均衡饮食,多吃水果、蔬菜。因热量过高容易肥胖,使心脏负担增加,导致血压升高。

6)少食多餐。因进食过饱,会增加心脏负担。

(3)适当运动

1)制订适度的运动计划。每天散步 30 min 是一项有益的运动,但应避免爬楼梯,若必须爬楼梯,速度应放慢,爬数阶楼梯即休息几秒钟。

2)平时应避免提重物或自高处取物,因屏气用力会导致血压升高。

3)鼓励从事有兴趣的娱乐活动,但不宜参加能造成精神紧张的刺激性活动。如可以养花、养鸟、画画、书法等。但不宜打麻将、下棋。

(4)家庭环境指导　环境安静舒适,室内保持适当的温度、湿度,空气新鲜。冬季注意保暖,外出时应戴帽子和手套,穿外套及毛袜,以免因寒冷刺激使血压升高。

(5)用药指导

1)遵医嘱服药　只服用医嘱规定的药物,不可根据自身感觉血压高或低来增减药物。

2)必须准时服药　绝不能忘记吃药或试图在下次吃药时补吃漏服的剂量。

3)避免突然停药　否则可能导致血压突然升高。

4)观察药物副作用　服药后如有副作用出现,应通知医师处理。

5)预防和处理体位性低血压　许多治疗高血压的药物都有体位性低血压的副作用,其症状有晕倒、眩晕、头昏眼花、恶心等。社区护士应教会患者预防和处理的方法。

预防体位性低血压的方法　①避免洗热水澡、大量饮酒、剧烈运动后立即停止引起的血管扩张所致的血压下降;②变换姿势宜缓慢,使循环系统有足够的时间适应姿势的改变;③避免站立太久,特别是服药后的最初几个小时,因为站立时会使腿部血管扩张,血液淤积在下肢,脑部或其他重要器官的血流量减少,导致昏倒;④预防便秘,因便秘会使降压药的吸收增加或变得不规则,导致血压下降;⑤下床活动时应穿上弹性袜,促进下肢静脉回流,减少腿部的血液淤积。

发生体位性低血压时的处理方法　①立即采取仰卧位,下肢抬高,增加脑血流量;②若经常发生体位性低血压,指导患者起床活动时应先穿上弹性袜再离床活动。

6)定期复查　指导患者定期到医院复查,便于早期发现问题,及时处理。若血压控制不满意或有心动过缓等不良反应应及时就诊。

(6)指导血压计的使用　教会患者家属正确使用血压计测量血压的方法,帮助患者创造在家中自测血压的条件,教会患者及家属准确判断测量的血压数值,以便能动态监测血压变化,正确判断降压效果。密切观察血压时,应做到“四定”:定时间、定部位、定体位、定血压计。尽量在患者舒适的情况下测量血压,防止外来因素的影响。

1)保持一定的姿势5 min后进行测量。

2)测量前半小时不可进食、吸烟、运动或暴露在寒冷的环境中。

3)手臂不可被衣袖口束缚。

4)在安静的房间内测量。

(7)预防并发症　预防脑血管疾病、心脏衰竭、肾衰竭以及视网膜病变等高血压的四大并发症,应注意以下几个方面。

1)避免危险因素　教导患者理解保持良好心态和遵医嘱服药对于预防高血压并发症的重要意义。平时注意遵照医嘱服药,规律测量血压,选择适当的饮食,保证每日充足的休息与睡眠,避免情绪紧张。

2)病情监测　定期监测血压,如发现血压急剧升高、剧烈头痛、呕吐、大汗、视力模糊、面色及神智改变、肢体运动障碍等症状,立即通知医师。注意观察头痛的性质、精神状态及语言能力,以便及早发现有无脑血管疾病等并发症。注意观察有无心脏衰竭、冠心病及肾衰竭的临床表现,以便早期发现、早期治疗。

案例2

患者,张某,男,76岁,确诊糖尿病6年。试行饮食控制治疗3个月,因无法耐受严格的饮食控制治疗,遂接受二甲双胍+格利吡嗪联合降糖,空腹血糖控制在6.1 mmol/L。此后,患者未能坚持按医嘱服药及加强饮食控制,空腹血糖波动在6.0~12.4 mmol/L。

【情景1】患者3 d前饱餐后2 h出现昏迷,诊断为糖尿病高渗性昏迷。你认为该患者在居家期间最主要的护理问题是什么?

【提示】不遵医行为:不按医嘱服用降糖药和饮食控制。

【情景2】作为社区护士，你应对该患者进行哪些健康指导？

【提示】

1. 药物护理　患者可将每天需要服用的药物放置在专用的塑料盒内，并将药品放置在醒目的位置，促使老年患者养成按时服药的习惯。定期到老年人家中清点其剩余药片的数目，也可通过电话追踪，确定患者的服药情况。要求家属配合做好协助督促工作。

2. 加强健康教育　要反复强调正确服药的方法和意义。

3. 建立关系　建立合作性护患关系。

案例3

家庭健康教育案例

一、家庭成员详细情况

1. 父：陈某某

(1)基本身体情况　身高178 cm，体重75 kg，年龄50岁。

(2)接受疫苗　麻疹、脊髓灰质炎糖丸。

(3)健康情况　无既往史、现无任何身体不适、无任何慢性疾病。

(4)现存生活习惯　①吸烟(有20年的烟龄)：平均每天吸烟20支。②饮食情况：平均每周1～2 d食用脂肪含量较高的食物、腌制类食物、油炸类食物，平均每天食用300～500 g的水果。③运动情况：每周4～5 d中等强度的运动。

2. 母：于某

(1)基本身体情况　身高164 cm，体重56 kg，年龄46岁。

(2)接受疫苗　麻疹、脊髓灰质炎糖丸。

(3)健康情况　无既往史、现无任何身体不适、无任何慢性疾病。

(4)过敏史　磺胺类药物。

(5)现存生活习惯　①饮酒：每月饮酒25次，平均每次500 mL。②饮食情况：平均每周1～2 d食用脂肪含量较高的食物、腌制类食物、油炸类食物，平均每天食用300～500 g的水果。③运动情况：每周5 d

以上每次 40 min 中等强度工作或家务劳动;每周 3 ~5 d,每天 2 次,每次 25 min 中等强度体育锻炼。

3. 女儿:陈某

(1)基本身体情况　身高 166 cm,体重 48 kg,年龄 18 岁。

(2)接受疫苗　麻疹、脊髓灰质炎糖丸、乙肝、甲肝、流感、精白破。

(3)健康情况　无既往史、现无任何身体不适、无任何慢性疾病。

(4)现存生活习惯　①饮食情况:平均每周 1 ~2 d 食用脂肪含量较高的食物、腌制类食、油炸类食物,平均每天食用 300 ~500 g 的水果。②运动情况:每周 5 d 以上每次 80 min 中等强度工作或家务劳动;每周 3 ~5 d,每天一次,每次 20 min 的中等强度的体育锻炼。

二、健康宣教

1. 父亲

(1)告知其吸烟的危害　有计划地每天减少烟的数量,直到完全戒烟。如果不能完全戒除,也应尽量控制吸烟的数量。

(2)平衡膳食　少吃油炸、熏制和腌制食物,多吃蔬菜水果。预防高血压和高血脂。

(3)保持心情开朗　教会其一些缓解压力的方法,如进行户外运动、听音乐等。

2. 母亲

(1)处于被动吸烟的环境　有引起呼吸道疾病的诱因,应努力改善家庭和周围的环境,尽量避免被动吸烟。

(2)平衡膳食　少吃油炸、熏制和腌制食物,多吃蔬菜水果。预防高血压和高血脂。

(3)保持心情开朗　教会其一些缓解压力的方法,如进行户外运动、听音乐等。

(4)告知其妇科检查的重要性　需每年至少检查一次,以预防乳腺癌等的发生。

(5)围绝经期　应保持心情开朗,多进行体育锻炼,可缓解失眠症状,如关节痛症状严重,可用骨痛贴膏,以缓解症状。

(6)痛经问题　多喝热水或用热水袋热敷腹部,如症状严重可在医生的指导下服用止痛药。

(7)乳房问题　教会其乳房自查的方法。

(8)子宫肌瘤专项宣教

1)定期到医院做随访,观察肌瘤的生长情况,如果生长过快或者有恶变等,应咨询医生是否应该切除。

2)平日生活中,应保持开朗的心情,避免过大的压力,以免导致肌瘤生长速度的加快。

3)每日保证8 h的睡眠,适当的锻炼,提高机体的抵抗力。

4)告知患者与疾病相关的知识,使其具有一定的自护能力,并解除其对疾病的恐惧。

3.女儿

(1)平衡膳食,少吃油炸、熏制和腌制食物,多吃蔬菜水果。

(2)保持心情开朗,教会其一些缓解压力的方法,如进行户外运动、听音乐等。

(3)教会其乳房自查(同母亲)。

(4)勤洗外阴,保持清洁。

(5)沐浴方式选择淋浴。

(6)月经期勤换卫生巾,平均2~3 h换一次。

(7)多吃富含纤维素的食物,如蔬菜、水果等。

(8)多进行户外运动增强体质。

(9)清淡饮食,忌辛辣,忌油腻。

(10)每天保持充足睡眠,注意劳逸结合。

(11)保持心情愉悦。

4.家庭成员共有的饮食问题

(1)食用过多脂肪含量较高的食物。

(2)水果蔬菜等纤维素含量较高的食物摄入较少。

(3)腌制类食物等含钠量较高的食物摄入偏多。

案例 4

开学初,某社区护士在为本社区内二年级两个班100名学生进行体检时,发现又有18名孩子戴上眼镜,加上原有15名学生在上学期开学时戴上眼镜,共计33人佩戴眼镜。于是该社区护士对学生家长进行问卷调查,调查中发现,有85%孩子假期中在家中每天看电视连续持续的时间在4 h以上,家长与儿童对眼睛保护相关知识均了解不够。

该小区为高层建筑区,50%家庭高级装修,室内光线弱。父母忙于工作,假期中把孩子锁到家中不让外出。孩子们缺乏其他活动,电视台假期中每天都在播放电视连续剧《喜羊羊与灰太郎》《武林外传》。家长因各种原因无暇关心孩子眼睛不适。并且30%学生存在挑食。

【情景】请设计一场健康教育活动。

附　录

附录1 临床常见护理问题及护理诊断

(一)营养失调 高于机体需要量

【定义】

个体处于营养物质的摄入量超过代谢需要量,有超重的危险的状态。

【诊断依据】

1. 主要依据

(1)形体改变(超重或肥胖)。

(2)按身高与体重之比值计算,超过正常平均值的10% ~20%。

(3)不正常的饮食型态,进食需求的食物量大,不良的饮食习惯。

2. 次要依据

(1)把进食当作应对机制,如在社交场合下、焦虑存在时等。

(2)代谢紊乱。

(3)活动量少。

【护理措施】

1. 与患者/家属共同探讨患者可能会导致肥胖的原因。

2. 讲解基本饮食知识,使患者认识到长期摄入量高于消耗量会导致体重增加,对健康有很大危害。

3. 与医师、营养师共同制订患者在住院期间的饮食计划及减肥措施,指导病人记录一周内每天的食谱。

4. 指导患者选择食物,鼓励患者改善进食行为的技巧,如:限定地点,餐前喝水,订制容量小的餐具,不吃别人餐具中的食品,充分咀嚼,慢慢吞咽等。

5. 鼓励患者实施减轻体重的行为。

(二)营养失调　低于机体需要量

【定义】

非禁食的个体处于营养物质摄入不足,不能满足机体代谢需要的状态。

【诊断依据】

1. 主要依据

(1) 形体改变。

(2)按身高与体重之比值计算,较正常平均值下降10% ~20%或更多。

2. 次要依据

(1)不能获得足够的食物。

(2)有吞咽和咀嚼的肌肉软弱无力、口腔疾患不能进食。

(3)各种引起厌恶进食的患者。

(4)不能消化食物和肠道吸收/代谢障碍。

(5)缺乏饮食知识。

【护理措施】

1. 监测并记录患者的进食量。

2. 按医嘱使用能够增加患者食欲的药物。

3. 和营养师一起确定患者的热量需要,制订患者饮食计划。

4. 根据患者的病因制订相应的护理措施。

5. 鼓励适当活动以增加营养物质的代谢和作用,从而增加食欲。

6. 防止餐前发生不愉快或痛苦的事件;提供良好的就餐环境。

(三)有感染的危险

【定义】

个体处于易受内源或外源性病原体侵犯的危险状态。

【诊断依据】

1. 主要依据

(1)有利于感染的情况存在,并有明确的原因。

(2)有促成因素和危险因素存在。

危险因素

1)第一道防线不完善　如皮肤破损、组织损伤、体液失衡、纤毛的作用降低、分泌物 pH 值变化、肠蠕动变化。

2)第二道防线不完善　如粒细胞减少、血红蛋白下降、免疫抑制、免疫缺陷或获得性免疫异常等。

2. 次要依据

(1)有急慢性疾病。

(2)营养不良。

(3)药物因素。

(4)避免与病原体接触的知识不足。

(5)新生儿及缺少母体抗体;老年人与感染性增加有关。

【护理措施】

1. 确定潜在感染的部位。

2. 监测患者受感染的症状、体征。

3. 监测患者化验结果。

4. 指导患者/家属认识感染的症状、体征。

5. 帮助患者/家属找出会增加感染危险的因素。

6. 帮助患者/家属确定需要改变的生活方式和计划。

7. 指导并监督搞好个人卫生;对患者进行保护性隔离的各项措施;加强各种管道护理,仔细观察各种引流管及敷料的消毒日期,保持管道通畅,观察引流液的性质。

8. 各种操作严格执行无菌技术,避免交叉感染。

9. 给患者供给足够的营养、水分和维生素。

10. 根据病情指导患者做适当的活动,保持正确体位。

11. 观察患者生命体征及有无感染的临床表现(如发热、尿液混浊、脓性排泄物等)。

12. 监测新生儿感染征象,给予脐带护理并观察。

13. 对孕产妇解释孕期易于感染和预防产后感染的症状,识别产后危险因素(如贫血、营养不良等)。

（四）有体温改变的危险

【定义】

个体处于不能将体温维持在正常范围的危险状态。（个体处于可能无法维持体温在正常范围内的危险状态。）

【诊断依据】

1. 主要依据　有危险因素存在。

（1）年龄过大或过小。

（2）体重过重或过轻。

（3）暴露在冷或凉或暖和热的环境中。

（4）各种原因引起脱水。

（5）活动过多或过少。

（6）药物引起血管收缩或血管扩张。

（7）新陈代谢率的变化。

（8）脑部疾患。

（9）有感染存在。

2. 次要依据

（1）疾病与创伤。

（2）惯于久坐的生活方式。

【护理措施】

1. 监测体温变化。

2. 保持环境温度稳定。

3. 评估患者体温过高/体温过低的早期症状和体征。

4. 指导患者/家属识别并及时报告体温异常的早期症状和体征。

5. 评估可能改变体温的家庭环境因素。

6. 指导患者/家属把体温波动范围降到最低的方法。调整衣服；保持环境温度稳定；采用物理降温；炎热夏季调节室内温度。

7. 对出院患者/家属提供出院指导。

(五)体温调节无效

【定义】

个体在面临有害因素或变化的外界因素时,处于或有可能处于不能有效地维持正常体温的状态。

【诊断依据】

体温波动与有限的代谢代偿性调节有关,这种调节是对环境因素做出的反应。

1. 与年龄引起的有限的代谢代偿性调节有关(如新生儿、老年人)。

2. 与周围环境波动有关,如居住条件差,体表潮湿,衣着不适于气候的变化。

【护理措施】

1. 减少或排除婴儿热量丧失的根源(蒸发、空气对流、传导、辐射)。

2. 监控婴儿的体温,体温低于正常时采取保暖措施;体温高于正常时采取降温措施。

3. 教给照顾者明白为什么婴儿易受温度波动的影响(冷或热)。

4. 解释因年龄过大而出现体温调节的变化,如寒冷、发热。

5. 监测体温并查清原因。

6. 指导怎样预防体温过高或过低。

(六)便秘

【定义】

个体处于一种正常排便习惯有改变的状态,其特征为排便次数减少和(或)排出干、硬便。

【诊断依据】

1. 主要依据

(1)干、硬的粪便。

(2)排便次数少于每周3次。

2. 次要依据

(1)肠蠕动减弱音。

(2)自述在直肠部有饱满感和下坠感。

(3)腹部可触及硬块。

(4)活动量减少。

3. 可能出现的现象

(1)腹痛。

(2)食欲减退。

(3)背痛或头痛。

(4)日常生活受干扰。

(5)使用缓泻剂。

【护理措施】

1. 与营养师商量增加饮食中的纤维素含量,并介绍含纤维素多的食物种类;讲解饮食平衡的重要性。

2. 鼓励每天至少喝 1500 ~2000 mL 的液体(水、汤、饮料)。

3. 鼓励患者适当地活动以刺激肠蠕动促进排便。

4. 建议早餐前 30 min 喝一杯水,可刺激排便。

5. 要强调避免排便时用力,以预防生命体征发生变化、头晕或出血。

6. 患者排便期间,提供安全而隐蔽的环境,并避免干扰。

7. 交代可能会引起便秘的药物。

8. 指导患者进行腹部按摩,辅助肠蠕动将促进最佳的排便型态。

9. 向患者解释长期使用缓泻剂的后果。

10. 记录大便的次数和颜色、形状。

对儿童、孕妇、老年人,根据不同的原因制订相应的措施。

(七)腹泻

【定义】

个体处于正常的排便习惯有改变的状态,其特征为频繁排出松散的水样、不成形便。(个体的正常排便习惯的改变,其特征为排便次数增多,大便呈松散的、不成形的或水样便。)

【诊断依据】

1. 主要依据

(1)排便次数、量增加,形状呈水样或松散便,每日在3次以上。

(2)腹部疼痛。

2. 次要依据

(1)食欲下降。

(2)恶心、腹部不适。

(3)体重下降。

【护理措施】

1. 评估记录大便次数、量、性状及致病因素。

2. 根据致病因素采取相应措施,减少腹泻。

3. 观察并记录患者肛门皮肤情况,有无里急后重感。

4. 评估患者脱水体征。

5. 注意消毒隔离,防止交叉感染。

6. 提供饮食指导,逐渐增加进食量,以维持正常尿比重,注意摄入钾、钠的饮食。

7. 按医嘱给患者用有关药物。

8. 按医嘱给患者补足液体和热量。

9. 告诉患者有可能导致腹泻的药物。

10. 指导患者良好的卫生生活习惯。

11. 对患儿采取相应措施,如指导正确的母乳喂养知识。

(八)排尿型态异常

【定义】

是指个体处于或有危险处于排尿功能障碍的一种状态。

【诊断依据】

1. 排尿困难。

2. 尿急。

3. 尿频。

4. 尿滴沥。

5. 遗尿。

6. 尿潴留。
7. 夜尿。
8. 大量尿液残留。

【护理措施】

1. 确认是否有急性成因
(1)感染(如:尿道炎、性病)。
(2)肾病。
(3)肾结石。
(4)药物治疗。
(5)麻醉作用。
2. 如果急性成因确定,则请教泌尿专家。
3. 如果出现尿失禁,确定其类型然后给予评估
(1)排尿节制的既往史。
(2)尿失禁出现的开始和持续时间(白天、黑夜、只在某时间)。
(3)使尿失禁出现增加的因素:咳嗽、笑、站立、床上翻身、上卫生间迟缓、激动的时候、离开卫生间、跑步。
(4)排尿需要的知觉:出现、缺乏、减少。
(5)感觉有急迫尿意后,延迟排尿的能力。
(6)排尿之后的解脱感:完全解脱;膀胱排空之后仍有排尿的欲望。

(九)功能性尿失禁

【定义】

是指个体处于由于无能力或难以及时到达卫生间而尿失禁的一种状态。

【诊断依据】

主要依据:在到达厕所之前或途中尿失禁(一定存在)。

【护理措施】

1. 确定是否还有其他原因引起的尿失禁(如压力性、急迫性或反射性尿失禁、尿潴留或者感染)。
2. 评估感官/认知障碍。

3. 评估运动/移动障碍。

4. 减少环境障碍

(1)妨碍物,照明灯光和距离。

(2)适当的马桶高度和方便抓握的栏杆。

5. 如果需要,在厕所和床之间提供一个便器。

6. 对于有认知障碍的患者,分别在每2 h、饭后和睡前提醒上厕所。

7. 对于上肢功能有障碍的患者的护理措施

(1)评估患者脱、换衣服的能力。

(2)宽松的衣服便于患者把握控制。

(3)如果必要提供穿衣帮助。

8. 向患者推荐访视护士(职业治疗部门)以评估家中卫生间设施。

9. 对老年人的护理措施

(1)强调尿失禁并非在年老时是不可避免的事。

(2)解释不要因为害怕尿失禁而限制液体的摄入。

(3)解释不要到口渴时才饮水。

(4)教他们晚上上厕所,必要时采用比较方便的方式,考虑使用便器、椅或尿壶。

(十)反射性尿失禁

【定义】

是指个体处于在没有急迫要排泄或膀胱满涨感觉下可以预见的不自觉的排尿的一种状态。

【诊断依据】

1. 主要依据(一定存在)

(1)不能意识到膀胱充盈。

(2)无急于排尿感或无膀胱饱满感,伴随自发的排尿的无意识反射。

2. 次要依据　神经的损伤(如反射弧以上的脊髓病变使大脑的讯息传导受到干扰所致)。

【护理措施】

1. 向患者解释治疗依据。

2. 教患者皮肤的诱导机制

(1)在耻骨弓上反复重重地、急剧地敲打(最有效)。

(2)指导患者 ①取半坐位置;②直接瞄准膀胱壁敲打;③频率为7~8次/5 s(共50次);④只用1只手;⑤围着膀胱移动敲打以寻求最有效的刺激点;⑥继续刺激直至1次正常的排尿开始;⑦大约等1 min,继续敲打直至膀胱排空;⑧一到两组刺激敲打后没有反应,表明再没有尿要排出。

3. 如果以上方法无效,再照下列步骤做,每个步骤2~3 min。

4. 每个步骤之间隔1 min

(1)敲打阴茎头。

(2)捶打腹股沟韧带部位以上的腹部(轻轻地)。

(3)敲打大腿内侧。

5. 鼓励患者至少每3 h排泄或诱导1次。

6. 可控制腹肌的患者在诱导排尿时应用Valsalva手法。

7. 告诉患者如果入液量增加,有必要更频繁地诱导排泄,以免膀胱过分的膨胀。

8. 如果必要,安排间歇性导尿。

9. 指导患者了解反射失调出现的症状和体征

(1)血压升高,脉搏下降。

(2)脊椎损伤处水平以上的潮红和出汗。

(3)脊椎损伤处水平以下的湿冷。

(4)头遭重击般疼痛。

(5)鼻塞。

(6)焦虑"死亡即将来临的感觉"。

(7)鸡皮疙瘩。

(8)视线模糊。

10. 指导患者采取措施消除或减少这些症状

(1)头部抬高。

(2)量血压。

(3)排除膀胱膨胀;用导管排空膀胱(不用诱导刺激方式);用利多卡因润滑剂润滑导管。

11. 在排空膀胱后如果问题仍存在,检查肠道是否膨胀。如果直肠有粪便,先用开塞露从肛门挤入,等几分钟后,再去除粪便。

12. 如果问题仍存在或者无法确认原因,立即通知医生,或寻求急诊帮助。

13. 指导患者携带识别卡,卡上说明症状、体征和处理方式,以防事故时患者无法对他人解释。

(十一)压迫性尿失禁

【定义】

是指个体在腹内压力增加时立即无意识地排尿的一种状态。

【诊断依据】

1. 主要依据　主诉或观察到当站立、打喷嚏、咳嗽、跑步或提重物而导致尿滴出的现象(通常少于 50 mL)。

2. 次要依据　尿频、尿急。

【护理措施】

1. 评估排泄、尿失禁以及液体摄入型态。

2. 向患者解释无力的盆底肌对控制排尿的影响。

3. 教育患者正确地认识骨盆底肌肉,并通过锻炼加强它们的力量

(1)对于后骨盆底肌,想象你正在想中止排大便,收紧你的肛门肌,而不要收紧你的腿肌和腹肌。

(2)对于前骨盆底肌,想象你正在想中止排尿,收缩肌肉(前后)4 s,然后放松;这样重复 10 次,每天 6 ~ 10 组。(必要时,可以增加到每小时 4 组)。

(3)指导患者在排尿过程中停顿、开始、停顿、再开始,往返数次。

4. 解释肥胖和压力性尿失禁的联系,并讲授

(1)Kegel 锻炼。

(2)患者如果想减肥,可寻求社区活动帮助。

(3)每 2 h 排泄 1 次。

(4)避免长时间站立。

5. 解释压力性尿失禁和雌性激素分泌的联系，建议使用雌性激素阴道乳膏。

6. 对于不见好转的患者，请泌尿专家评估逼尿肌不稳定、张力缺乏、机械性梗阻或神经损伤的可能性。

7. 对母亲的护理措施，减少怀孕带来的腹压

(1) 避免长时间的站立。

(2) 告知至少每 2 h 排尿 1 次的好处。

(3) 讲授 Kegel 锻炼。

(十二) 急迫性尿失禁

【定义】

是指个体处在突发的强烈排尿欲望下无意识排尿的一种状态。

【诊断依据】

1. 主要依据　尿急、尿频(多于每 2 h 排尿一次)，膀胱收缩或痉挛。

2. 次要依据

(1) 夜尿(每夜多于 2 次)。

(2) 排尿量减少(少于 100 mL) 或量大(多于 550 mL)。

(3) 不能及时赶到厕所就排尿。

【护理措施】

1. 遵医嘱给抗胆碱能药以减少或阻滞逼尿肌收缩。

2. 向患者介绍环境，厕所位置。

3. 教患者制订定时去厕所的时间表。

4. 及时提供便器，必要时协助老年人穿脱裤子。

(十三) 尿潴留

【定义】

指个体在经历长期不能排尿之后发生无意识排尿的一种状态(溢出性尿失禁)。

【诊断依据】

1. 主要依据　膀胱膨胀，频繁的少量排尿或无意排尿。

2. 次要依据

(1)膀胱充满感。

(2)尿滴沥。

(3)有剩余尿100 mL以上,排尿困难。

(4)溢出性尿失禁。

【护理措施】

1. 制订膀胱功能再训练计划或者重建条件反射(见完全性尿失禁的一般护理)计划。

2. 如果有必要,教患者绷紧腹部或Valsalva动作

(1)上身往大腿上前倾。

(2)如果可能收缩腹肌,并且绷紧或像“分娩那样用力”;绷紧期间屏住呼吸(Valsalva动作)。

(3)继续绷紧或屏住呼吸直至排尿停止;停顿1 min,然后尽可能长地再绷紧。

(4)继续直至再没有尿排出。

3. 如果有必要,教患者Crede动作

(1)双手摊放(或首先放在)脐下。

(2)一只手背放在另一只手心上。

(3)朝着盆骨弓的方向用力向下,向里挤压。

(4)重复6~7次直至再没有尿排出。

(5)等几分钟再重复,确保尿完全排尽。

4. 如果有必要,教患者伸张肛门的动作

(1)坐在便器或马桶上。

(2)躯体往大腿上前倾。

(3)一只手戴着手套放在屁股后。

(4)把一或两根润滑过的手指插入肛门至肛门括约肌。

(5)分开手指或朝后拉。

(6)轻轻地伸张肛门括约肌保持其膨大。

(7)像分娩那样用力并且排尿。

(8)伸张的过程中深吸一口气并且屏住呼吸(Valsalva动作)。

(9)放松然后再重复这一过程直至膀胱排空。

5. 指导患者尝试3种技巧，或3种合用以确定哪种技巧能有效地排空膀胱。

6. 在出入液量记录单上提示使用哪种技巧诱导排尿。

7. 在尝试排空膀胱后，接获排泄后的残余尿；如果残余尿超过100 mL，安排间歇性导尿管插入。

（十四）完全性尿失禁

【定义】

是指个体处于在膀胱没有满涨或没有意识到膀胱满涨的情况下持续的、不可预知的排尿的一种状态。

【诊断依据】

1. 主要依据

(1) 膀胱没有满涨的情况下持续排尿。

(2) 睡眠时两次以上的夜尿。

(3) 对其他治疗无反应的尿失禁。

2. 次要依据

(1) 对膀胱发出的要排尿的信息无意识。

(2) 对尿失禁无意识。

【护理措施】

1. 维持最佳体内水量

(1) 除非有禁忌，增加入液量，每天2000~3000 mL。

(2) 每隔2 h摄入1次。

(3) 晚上7点以后，减少饮水，夜间只饮最少量的水。

(4) 少饮用咖啡、茶、可乐、酒和葡萄柚果汁，因为它们都有利尿作用。

(5) 避免大量饮食橙子汁和西红柿，因为它们都会使尿碱性增加。

2. 维持适当营养以保证至少每3 d排大便1次。

3. 促进排尿

(1) 确保排便时舒适而不受干扰。

(2) 如果可能，用马桶取代便盆。

(3) 如果可能，使男性有站立排尿的机会。

(4)帮助在便盆上的患者,弯曲膝盖和支撑其后背。

(5)教患者排便姿势(坐在马桶上身体前倾、弯曲)。

4. 促进患者的自我完整感,提供积极性,以增强对排尿的控制。

5. 向患者传递这样的信息——尿失禁可以治愈或至少可以控制以维持体面。

6. 期待患者能控制排尿,而非尿失禁(如鼓励穿体面的衣服,不鼓励用便盆,保护性的垫子)。

7. 促进皮肤完整性

(1)确认患者是否有发展成压疮的危险。

(2)在尿失禁后,用清水冲洗,擦干局部。

(3)如果必要,使用保护性软膏(对于灼伤部位,使用氢化可的松软膏;对于真菌引起的发炎,使用抗真菌软膏)。

8. 评估患者参加膀胱功能再训练计划的潜力(认识、参加的意愿、改变行为的意愿)。

9. 提供治疗计划的依据,获得对治疗的正式许可。

10. 通过提供为什么成功或失败的正确信息来鼓励患者继续治疗。

11. 评估排尿型态

(1)摄入液体的时间和数量。

(2)液体的种类。

(3)尿失禁的量。

(4)排尿的量,不管他是有意识还是无意识的。

(5)有无要排尿的感觉。

(6)尿潴留的量。

(7)残余尿的量。

(8)刺激诱导排尿的量。

(9)确认排尿前的各种活动(如没有休息、叫喊、运动)。

12. 如果可能,安排间歇性导尿。

13. 教患者和家属怎样间歇性导尿以长远管理膀胱

(1)解释导尿的理由。

(2)解释液体摄入与导尿频率的关系。

(3)解释不管在任何情况下,按指定的时间排空膀胱的重要性,因为膀胱过分满涨会有危害(如循环导致感染,尿液潴留导致细菌滋生)。

14. 教患者防止尿道感染

(1)鼓励定期、彻底排空膀胱。

(2)确保液体摄入适量。

(3)保持尿液酸性:避免饮用柑、橘类果汁、可乐和咖啡。

(4)监测尿液的 pH 值。

15. 教患者监测尿路感染的症状和体征

(1)尿中黏液和沉淀物增加。

(2)尿中带血(血尿)。

(3)颜色异常(正常为干草样颜色)或气味难闻。

(4)体温升高,冷颤。

(5)尿性质异常。

(6)耻骨弓上疼痛。

(7)排尿疼痛。

(8)尿急。

(9)频繁少量排尿或频繁少量尿失禁。

(10)脊髓损伤的患者痉挛增加。

(11)恶心、呕吐。

(12)腰部或肋腹疼痛。

16. 如果必要,在膀胱功能的再调整过程中,寻求社区护士的帮助。

(十五)体液过多

【定义】

个体经受的液体滞留增加和水肿状态。(个体处于细胞间液或组织间液过多的状态。)

【诊断依据】

1. 主要依据(一定存在,一条或多条)

(1)水肿(周围及骶尾部)。

(2)皮肤绷紧且亮。

2. 次要依据

(1)液体摄入量大于排出量。

(2)呼吸困难。

(3)体重增加。

【护理措施】

1. 针对水肿

(1)监测皮肤压疮迹象。

(2)轻柔地洗皮肤皱褶处,小心地擦干。

(3)如果可能,避免用胶带。

(4)最少每2 h更换体位1次。

2. 评估静脉淤滞的迹象。

3. 在可能情况下(没有心衰的禁忌证),将水肿的肢体置高于心脏的水平。

4. 评估饮食摄入量和可能引起液体潴留的饮食习惯(如盐的摄入)。

5. 教患者

(1)读食品商标上盐的含量。

(2)避免方便食品、罐装食品、冷冻食品。

(3)烹调不用盐,用调料增加味道(柠檬、龙蒿叶、薄荷)。

(4)用醋代替食盐。

6. 指导患者不穿连裤袜或紧身衣、到膝盖的长袜,避免两膝盖交叉,尽量使两腿抬高。

7. 针对上肢淋巴回流受阻

(1)将上肢放于枕头上抬高。

(2)在健侧量血压。

(3)不在患侧注射或静脉点滴。

(4)保护患肢以免受伤。

(5)教患者避免用强性能洗涤液,持重物,夹烟卷,指甲根部表皮损伤或指甲周围的倒刺,接近热烤箱,带首饰或表和绷带。

(6)提醒患者如出现患肢红、肿、异常硬的情况及时看病。

8. 保护水肿的皮肤避免损伤。

(十六)体液不足

【定义】

个体所经受的血管的、细胞间的或细胞内的脱水状态。(没有禁食的个体处于血管内、细胞间质或细胞内的脱水状态。)

【诊断依据】

1. 主要依据(一定存在,一个或以上)

(1)经口摄入液体量不足。

(2)摄入与排出呈负平衡。

(3)体重减轻。

(4)皮肤/黏膜干燥。

2. 次要依据(可能存在)

(1)血清钠升高。

(2)尿量增加或减少。

(3)尿浓缩或尿频。

(4)皮肤充盈度下降。

(5)口渴、恶心、食欲缺乏。

【护理措施】

1. 评估患者喜欢什么,不喜欢什么,在膳食允许范围内给予患者喜欢的饮品。

2. 做 8 h 摄入计划(如白天 1000 mL,傍晚 800 mL,夜里 300 mL)。

3. 评价患者是否懂得维持适当液体量的原因和达到液体摄入量的方法。

4. 如有必要让患者记录液体摄入量和尿量。

5. 监测摄入量:保证患者每 24 h 最少经口摄入 1500 mL 液体量。

6. 监测出水量:保证患者每 24 h 出水量不少于 1000 ~ 1500 mL。监测尿比重降低的迹象。

7. 每天在同一时间,穿同样衣服测体重,体重降低 2% ~4% 提示轻度脱水,体重降低 5% ~9% 提示中度脱水。

8. 监测血浆电解质水平、血尿素氮、尿和血浆渗透压、肌酐、血细胞比容、血红蛋白。

9. 告诉患者:咖啡、茶、葡萄柚汁具有利尿作用,可能与体重丧失有关。

10. 考虑是否有呕吐、腹泻、高热、插管、引流管引起的液体丧失。

11. 伤口引流的处理

(1)认真记录引流量和性质。

(2)必要时,称量换下的敷料以估计液体丧失量。

(3)覆盖伤口,减少液体丧失。

(十七)清理呼吸道无效

【定义】

个体处于不能清理呼吸道中的分泌物和阻塞物以维持呼吸道通畅的状态。

【诊断依据】

1. 呼吸音异常[啰音(捻发音)、鼾音(笛音)],呼吸频率或深度的变化。

2. 呼吸增快。

3. 有效或无效的咳嗽和有痰或无痰的咳嗽,发绀、呼吸困难。

【护理措施】

1. 保持室内空气新鲜,每日通风 2 次,每次 15 ~20 min,并注意保暖。

2. 保持室温在 18 ~22 ℃,湿度在 50% ~60% 。

3. 经常检查并协助患者摆好舒适的体位,如半卧位,应注意避免患者翻身滑向床尾。

4. 如果有痰鸣音,帮助患者咳嗽

(1)在操作前,必要时遵医嘱给止痛药。

(2)用绷带固定切口,伤口部位。

(3)指导患者如何有效地咳嗽。

(4)利用恰当的咳嗽技巧,如拍背,有效的咳嗽。

(5)在患者咳嗽的全过程中进行指导。

5. 排痰前可协助患者翻身、拍背,拍背时要由下向上,由外向内。

6. 向患者讲解排痰的意义，指导他有效的排痰技巧

(1) 尽量坐直，缓慢地深呼吸。

(2) 做横膈膜式呼吸。

(3) 屏住呼吸 2 ~3 s，然后慢慢地尽量由口将气体呼出。（当吸气时，肋骨下缘会降低，并且腹部会凹下去。）

(4) 做第二次深呼吸，屏住气，用力地自肺的深部咳出来，做两次短而有力的咳嗽。

(5) 做完咳嗽运动后休息。

7. 如果咳嗽无效，必要时吸痰

(1) 向患者解释操作步骤。

(2) 使用软的吸痰管预防损伤呼吸道黏膜。

(3) 严格无菌操作。

(4) 指导患者在每一次鼻导管吸痰前后进行几次深呼吸，预防吸痰引起的低氧血症。

(5) 如果患者出现心率缓慢、室性期前收缩，停止吸痰并给予吸氧。

8. 遵医嘱给予床旁雾化吸入和湿化吸氧，预防痰液干燥。

9. 遵医嘱给药，注意观察药物疗效和药物副作用。

10. 在心脏功能耐受的范围内鼓励患者多饮水。

11. 指导患者经常交换体位，如下床活动，至少 2 h 翻身 1 次。

12. 做口腔护理，q 4 h 或必要时。

13. 保持呼吸道通畅，如果分泌物不能被清除，预测患者是否需要气管插管。

14. 如果病情允许，必要时进行体位引流，注意体位引流的时间应在饭前或进食后至少间隔 1 h，以预防误吸。

（十八）低效性呼吸形态

【定义】

个体的吸气和（或）呼气的型态不能使肺充分地扩张或排空。（个体处于因呼吸型态发生改变而引起实际的或潜在的丧失充足换气的状态。）

【诊断依据】

1. 主要依据(一定存在,一个或多个)

(1)呼吸速率和型态发生改变。

(2)脉搏(速率、节律)发生改变。

2. 次要依据

(1)端坐呼吸。

(2)呼吸急促、呼吸过快、过度换气。

(3)呼吸不均匀。

(4)不敢有呼吸动作。

【护理措施】

1. 使患者相信,正在采取措施以保证生命安全。

2. 使患者与你保持目光接触,以分散患者的焦虑状况。可以说"现在看着我,像这样缓慢地呼吸"。

3. 考虑使用纸袋,进行再呼吸呼出的气体。

4. 留在患者身边,训练更缓慢的、更有效的呼吸。

5. 解释一个人即使在原因尚不明确的时候,也可以通过有意识地控制呼吸来学会克服过度换气。

6. 讨论可能的身体上和情绪上的原因,以及有效的应对方法(见焦虑)。

(十九)有废用综合征的危险

【定义】

由于医生嘱咐规定的或因无法避免的肌肉骨骼不能活动,个体处于或有可能处于躯体系统退化或功能发生改变的状态。

【诊断依据】

出现一组现存的、潜在的护理诊断与不活动有关。

1. 有皮肤完整性受损的危险。

2. 有便秘的危险。

3. 有呼吸功能异常的危险。

4. 有周围组织灌注量改变的危险。

5. 有活动无耐力的危险。

6. 有躯体移动障碍的危险。

7. 有受伤的危险。

8. 有感知改变的危险。

9. 无能为力感。

10. 自我形象紊乱。

【护理措施】

1. 帮助交换身体姿势,经常从一侧翻向另一侧(如果可能的话,每小时交换1次)。

2. 鼓励每小时做5次深呼吸和控制咳嗽的练习。

3. 每小时对肺区进行1次听诊。

4. 维持常规的排便型态。(具体护理措施参阅便秘)

5. 预防压疮

(1)使用翻身时间表,通常能缓解容易压伤的部位。

(2)帮助患者翻身,或指导患者每30 min至2 h翻一次身或改变一下身体的重心。

(3)尽量保持病床平坦以减轻下滑摩擦;卧位每次限制在30 min。

(4)使用泡沫或枕头提供支持作用。

(5)扶患者起床或从椅子上扶起时,要使用足够的人手。

6. 每次改变体位时,要观察皮肤是否有红斑或发白,要对局部进行触诊,看有无组织发红或发胀的情况。

7. 不要按摩发红的部位。

8. 其他措施(参阅皮肤完整性受损)。

9. 使四肢高于心脏水平(如果有严重的心脏病或呼吸系统疾病,可以禁止这样做)。

10. 进行关节活动锻炼(次数依个体情况而定)。

11. 保持正常的体位,防止并发症。

12. 每天摄入2000 mL液体或更多(除禁忌外),具体措施参阅液体量不足。

13. 如果可能的话,提供承重的支持(如用斜床或桌)。

(二十)有皮肤完整性受损的危险

【定义】

个体的皮肤处于可能受损的危险状态。

【诊断依据】

1. 外部(环境的)
(1)温度过高或过低。
(2)化学物质。
(3)机械因素(压力/约束力)。
(4)放射因素。
(5)躯体不能活动。
(6)排泄物或分泌物。
(7)潮湿。
2. 内部(躯体的)
(1)服药。
(2)营养状况(肥胖、消瘦)。
(3)代谢率改变。
(4)循环改变。
(5)色素沉着改变。
(6)皮肤充盈度改变。
(7)免疫因素。
(8)心理因素。

【护理措施】

1. 评估一次患者皮肤状况。
2. 维持足够的体液摄入以保持体内充分的水分。
3. 制订翻身表,一种姿势不超过2 h。
4. 受压发红的部位在翻身后1 h仍未消失时,必须增加翻身次数。
5. 病情允许,鼓励下床活动。
6. 避免局部长期受压。
7. 翻身避免托、拉、拽等动作,防止皮肤擦伤。
8. 骨隆突部位可垫气圈或海绵垫。

9. 指导患者每30 min至2 h变化一下身体重心。

10. 避免局部刺激,保持床铺平整、清洁,干燥、无皱褶、无渣屑。

11. 促进局部血液循环,温水擦浴1次,受压部位用热毛巾按摩,或用50%乙醇或红花酒按摩受压部位。

12. 放取便盆时避免推、拉动作,以免损伤皮肤。

13. 每次更换体位时应观察容易发生压疮的部位。

14. 使用压力缓解工具:质量好的泡沫褥垫、水褥垫、气垫床等。

15. 保持功能体位。

16. 每次坐椅时间不超过2 h。

17. 鼓励摄入充足的营养物质和水分。

(二十一)语言沟通障碍

【定义】

个体在与人的交往中所需经历的使用或理解语言的能力低于或阙如的状态。

【诊断依据】

1. 主要依据

(1)不会说通用的语言。

(2)说话发音有困难。

(3)不说话或不能说话。

2. 次要依据

(1)发音含糊不清、口吃。

(2)组成词汇或句子有困难。

(3)难以用语言表达思想。

(4)呼吸困难或定向力差。

【护理措施】

1. 和患者建立非语言的沟通信息。

(1)利用纸和笔、字母、手势、眨眼、点头、铃声。

(2)使用带图或文字的小卡片表达常用的短语。

(3)鼓励患者利用姿势和手势指出想要的东西。

2. 把信号灯放在患者手边。

3. 鼓励患者说话，患者进行尝试和获得成功时给予表扬。

4. 当患者有兴趣试沟通时要耐心听。

5. 每日进行非语言沟通训练。

6. 与患者交流时，使用简洁语句，语速放慢，重复关键词。

7. 训练语言表达能力，从简单的字开始，循序渐进。

8. 提供患者认字、词卡片、纸板、铅笔和纸。

9. 鼓励熟悉患者状况的家属陪伴，能够与医护人员有效地沟通。

10. 用语言表达患者对不能沟通的失望感，并解释护士和患者双方都需要有耐心。

11. 把一些沟通技巧教给其密友，以改善交流和沟通。

12. 利用能促进听力和理解的因素，如面对面，减少背景噪声，利用接触或手势协助交流。

13. 利用一些技巧来增加理解

(1)使用语言和行为相配。

(2)以成功的方式结束谈话。

(3)指导做同样的事情时，使用同样的词汇。

(二十二)躯体移动障碍

【定义】

个人处于独立移动躯体的能力受限的状态(个体处于或有可能处于躯体活动受限的状态，但并非不能活动)。

【诊断依据】

1. 主要依据

(1)在特定环境中，有目的的活动能力受到损害。

(2)活动范围受限。

2. 次要依据

(1)活动被约束。

(2)不愿意活动。

【护理措施】

1. 指导患者对没受影响的肢体实施主动的全关节活动锻炼，每天至少4次。

(1)对患肢实施被动的全关节活动的锻炼。

(2)从主动的全关节活动的锻炼到功能性的活动要求逐渐进行。

2. 讲解活动的重要性。

3. 鼓励患者使用健侧手臂从事自我照顾的活动,并协助患侧被动活动。

4. 卧床期间协助患者生活护理。

5. 提供循序渐进的活动。

(1)帮助患者慢慢呈坐位。

(2)让患者站起之前在床的侧面自由摆动双腿几分钟。

(3)最初下床限制 15 min,每天 3 次。

(4)患者可耐受,下床时间增加至 30 min。

(5)在没有协助的情况下逐渐行走。

(6)搀扶患者下床坐轮椅或椅子每天 4 次。

6. 鼓励适当使用辅助器材运转。

7. 对患者的每一点进步给予鼓励。

8. 翻身 q 2 h 1 次,保持皮肤完整。

9. 在卧床期间不能发生感染。

10. 鼓励深呼吸、咳嗽,必要时吸痰。

11. 采取预防便秘措施,记录肠鸣音。

12. 鼓励患者表达自己的感受。

(二十三)活动无耐力

【定义】

个体处在生理能力降低,不能耐受日常所希望或必要的活动的状态。

【诊断依据】

1. 主要依据(一定存在,一个或多个)

(1)活动中:虚弱、头晕、呼吸困难。

(2)活动 3 min 时:头晕、呼吸困难;精疲力竭;呼吸>24 次/min;脉搏>95 次/min。

2. 次要依据(可能存在)

(1)面色苍白或发绀。

(2)意识模糊。

(3)眩晕。

【护理措施】

1. 评估个体对活动的反应

(1)测量静息时的脉搏、血压和呼吸。

(2)如生命体征异常,需增加活动时,应与医生协商。

(3)活动后马上检查生命体征。

(4)休息3 min,然后测量生命体征。

(5)若有生命体征异常及不适症状,应中断活动/降低活动的程度、频率及时间。

2. 逐渐增加活动

(1)制订活动安排和目标。

(2)对于长期卧床患者,在床上进行主动或被动的肢体活动,每日3次,以保证肌肉张力和关节活动范围。

(3)合理安排休息活动时间。

(4)从床上活动逐渐过渡到坐、站、在房间内行走,根据患者耐力决定。

(5)活动时穿舒适的鞋以给足部以支持。

(6)准备好日常活动的环境、设备,帮助增加活动量,鼓励其进展情况。

3. 认识活动时保存能量的方法

(1)活动中间要休息,一天休息数次,饭后休息1 h。

(2)将用品放在易拿到的地方。

(3)协助生活或活动。

(4)出现疲倦、心肌缺血症状立即停止活动(脉搏加快、呼吸困难、胸痛)。

4. 有慢性肺功能不全的患者,鼓励其在活动增加、情绪及身体有压力时,使用控制呼吸的技巧(包括噘嘴呼吸法和腹式呼吸法),鼓励每日增加活动以防“肺功能下降”以及使用适应性呼吸技巧以减少呼吸所需的力气。

(二十四)睡眠型态紊乱

【定义】

是指个体处于或有处于其休息方式的量和质改变的危险,且导致不舒适和影响正常生活的一种状态。

【诊断依据】

1. 主要依据　入睡和保持睡眠状态困难。

2. 次要依据

(1)白天或醒着时疲劳,烦躁。

(2)白天打盹,情绪异常。

【护理措施】

1. 安排有助于睡眠、休息的环境

(1)保持周围环境安静,避免大声喧哗。

(2)关闭门窗,拉上窗帘。

(3)病室内温度、湿度适宜,被子厚度适宜。

(4)关上灯,尽量不开床头灯,可以使用壁灯。

2. 建立与以前相类似的比较规律的活动和休息时间表

(1)在病情允许的情况下,适当增加白天的身体活动量。

(2)尽量减少白天的睡眠次数和时间。

3. 减少对患者睡眠的干扰

(1)在患者休息时间减少不必要的护理活动。

(2)如果小便干扰,让患者限制夜间液体摄入量,并在睡前排尿。

4. 和患者制订白天活动时间表。

5. 提供促进睡眠的措施

(1)减少睡前的活动量。

(2)睡前喝一杯热牛奶,避免喝咖啡、浓茶和酒。

(3)热水泡脚、洗热水澡,背部按摩。

(4)缓解疼痛,给予舒适的体位。

(5)听轻音乐,给予娱乐性的读物。

(6)指导患者使用放松技术,如缓慢地深呼吸、全身肌肉放松等。

(7)起居有规律。

6. 考虑患者晚间的必要活动,如把便器放在患者床头。
7. 遵医嘱给安定并评价效果。
8. 对焦虑的患者
(1)增加患者与工作人员的相互信任。
(2)陪伴患者,向其解释病情、治疗、检查方面的情况,使其放心。
(3)避免与也处于焦虑状况的患者接触。
(4)确定患者是否需要镇定催眠药。

(二十五)自理能力缺陷综合征

【定义】

个体处于运动功能或认知功能受损,引起进行5种自理活动的能力降低的状态,如患者处于一种自己没有能力进食或完成活动的状态,自己进行或完成沐浴、卫生活动的能力受损,不能自己穿上或脱下必要的衣服;不能自己戴上或摘下衣服上的附件;不能系紧衣服;不能维持令人满意的外表;自己完成如厕活动能力受损。

【诊断依据】

1. 自我进食缺陷
(1)无能力切食物或打开包装。
(2)无能力把食物送到口中。
2. 沐浴自理缺陷(洗全身、梳头、刷牙、护理皮肤和指甲及使用化妆品)
(1)无能力或不愿洗全身或身体部分。
(2)无能力取到水。
(3)无能力调整水温和水流。
(4)不能意识到对卫生措施的需要。
3. 穿衣自理缺陷
(1)穿脱衣能力受损。
(2)不能扣系衣服。
(3)不能满意地修饰自己。
(4)不能拿取或更换衣服。

4. 如厕自理缺陷

(1)不能或不愿去厕所或使用便具。

(2)不能或不愿进行适当的搞卫生活动。

(3)不能移动到厕所座便椅上。

(4)解便时不能脱穿衣裤。

(5)不能冲洗厕所或倒空便器。

5. 生活自理缺陷

(1)打电话困难。

(2)使用交通工具困难。

(3)洗烫衣服困难。

(4)备餐困难。

(5)购物困难。

(6)管理钱财困难。

(7)吃药困难。

【护理措施】

1. 帮助患者接受必要的辅助。

2. 与患者一起制订一个短期目标,促进学习的主动性和减少失败。

3. 鼓励患者独立完成自理,必要时给予辅助。

4. 对患者进行的活动尝试给以积极的鼓励,记录成功的活动项目。

5. 卧床期间协助患者洗嗽、进食、大小便、个人卫生等生活护理。

6. 将患者的食物放在易拿的地方。

7. 信号灯放在患者手边,随时给以协助。

8. 在患者活动耐力范围内,鼓励患者从事部分生活自理活动和运动。

9. 提供患者选择的机会,并让他计划自己的护理,以减轻无用感。

10. 对进食自理缺陷

(1)向个体或家人了解清楚喜欢或不喜欢的食物。

(2)创造令患者清洁、愉快的进餐环境。

(3)为患者分散疼痛。

(二十六)自我形象紊乱

【定义】

是指个体处于或有处于对自己身体的知觉方式混乱的状态的危险。

【诊断依据】

1. 主要依据(一定存在)　对观察或察觉的身体结构或功能变化有言语和非语言的否定反应,如羞辱感、窘迫感、内疚或厌恶。

2. 次要依据(可能存在)

(1)对损伤的身体部分不看也不摸。

(2)故意遮盖或过于暴露。

(3)对身体有一些否定的反应,如无助感、无力感、无望感等。

(4)社交参与改变。

(5)对身体的某部分持排斥态度。

(6)有自伤行为,如自残、有自杀企图、过食或绝食等。

【护理措施】

1. 鼓励患者表达对目前的感受,尤其是与他感觉、思考和看待自我的方式有关的感受。

2. 鼓励患者询问与健康、治疗、治疗进程、预后有关的问题。

3. 承认患者对已存在的或感觉到的身体结构、功能改变的心理反应是正常的。

4. 保护患者的隐私和自尊。

5. 鼓励患者进行修饰的习惯。

6. 帮助患者适应正常生活,社交活动,人际关系,职业行动的改变。如经常表扬和鼓励患者以促进患者适应。

7. 帮助支持系统认识他们在患者心目中的价值和重要性。

8. 提供跟有相同经历的人在一起的机会。

9. 对于丧失身体部位或身体功能的患者

(1)估计他本人对这种丧失可能会做出的反应,如否认、震惊、愤怒和抑郁等。

(2)注意他人对这种丧失的反应效果,鼓励与亲人相互交流各自的感觉。

(3)让患者倾诉他们的感觉和悲伤。

(4)用角色扮演帮助他们沟通。

10. 帮助决定采用外科整形手术来改变形象

(1)尽可能快地用义肢、义体替换丧失的部位。

(2)鼓励局部观察。

(3)鼓励局部触摸。

11. 对于由化疗引起异常反应的患者

(1)讨论脱发、停经、短期或永久不孕,雌性激素减少,阴道干燥,黏膜炎的可能。

(2)解释哪些部位毛发可能脱落(头发、眼睫毛、眉毛,以及腋下、阴部和腿部的毛)。

(3)解释这些毛发在治疗后会再生,但也许在质地上和颜色上有所变化。

(4)建议患者买假发并在头发脱落之前戴上它,向美容师请教怎样使假发看起来多样的诀窍。

(5)通过以下方法教导他们尽量减少头发脱落

1)避免过多用洗发露,每周使用护发素两次。

2)轻柔地把头发拍擦干。

3)避免使用电吹风和卷发器。

4)避免使用发带,发夹撕扯头发。

5)不要染发,避免使用任何喷洒在头发上的发水、染发剂。

12. 允许与他人有机会交谈感受和恐惧。

13. 帮助亲人确认患者的积极方面和分享这些积极方面的方式。

(二十七)知识缺乏

【定义】

个体处于对有关疾病或治疗计划的认知或技能不足的状态。

【诊断依据】

1. 主要依据

(1)用语言表达知识或技能的缺乏或要求信息。

(2)表达了对自己健康状态不正确的认识。

(3)不能正确地履行期望的或已确定的健康行为。

2. 次要依据

(1)不能将治疗计划融入日常活动。

(2)显示和表达出由于错误信息或缺乏信息导致的心理的变化(如焦虑、抑郁等)。

【护理措施】

1. 通过交谈确认患者对疾病和未来生活方式的顾虑,评估学习的需要以及影响学习的因素,给予解释或指导。

2. 学习时保持患者体位舒适。

3. 提供一个安静没有干扰的学习环境,如床边、示教室。

4. 学习开始时,让患者及家属明确学习的目的。

5. 让患者和家属共同参与计划和目标的制订过程。

6. 允许学习者选择其认为最重要的和最想学的内容。

7. 允许和鼓励学习者可自学有关知识。

8. 帮助学习者把所学到的知识运用到日常生活中。

9. 给以清楚、充分的解释和说明。

10. 使用各种方法提供信息,如解释、讨论、示教、图片、书面材料、录像。

11. 讲述的内容要深入浅出,从熟悉、具体的知识向不太熟悉或抽象的概念过渡。

12. 一次讲授一个概念或一个观点,避免内容太多,以减少患者疲劳。

13. 学习新技巧、新内容后,给患者练习或复述信息的机会,并对掌握情况进行反馈。

14. 记录学习的进步情况,对学习效果给予肯定和鼓励。

15. 学习时尽可能包括技术,以便患者以后能够得到连续性支持。

16. 在患者理解的基础上教授,必要时重复有关重要信息,直至患者理解和掌握。

17. 用非指责的方式指导患者,促进其学习。

18. 鼓励患者提出问题,耐心给予解答。

19. 鼓励患者有规律地进行锻炼。

（二十八）疼痛

【定义】

个体经受或叙述有严重不适或不舒服的感觉。

【诊断依据】

1. 主要依据　患者自述疼痛。

2. 次要依据

(1)咬紧牙关或握紧拳头。

(2)继续进行以前的活动的能力发生了改变。

(3)焦虑。

(4)烦躁。

(5)搓擦疼痛部位。

(6)呻吟。

(7)异常姿势(膝盖顶至腹部)。

(8)身体不愿意活动或不能动。

(9)注意力不集中。

(10)睡眠型态改变。

(11)担心再次受伤。

(12)在被碰触时退缩。

(13)睁大或紧闭双眼。

(14)恶心及呕吐。

【护理措施】

1. 增加知识

(1)向患者解释疼痛的原因。

(2)告诉患者疼痛会持续的时间。

(3)向患者详细解释诊断的检查过程,告诉患者将有哪些不舒适的感觉及持续的大约时间。

2. 为减轻害怕成瘾提供正确的信息。

3. 表示你接受患者对疼痛的反应

(1)承认疼痛的存在。

(2)注意倾听。

(3)说明你正在检查疼痛的情况,是因为对疼痛有更好的了解(而不是确定疼痛是否真正存在)。

4. 评估其家庭对于疼痛和治疗是否具有误解。

5. 讨论个体感到疼痛加重或减轻的原因(如疲劳使疼痛加重或注意力分散使疼痛减轻)

(1)鼓励家庭成员交流他们的忧虑(如担心如果他们对患者给予过多的注意,患者将会利用疼痛作为继发得益的手段)。

(2)评估家庭成员是否怀疑疼痛的存在,并讨论对患者的团体和他们之间关系的影响。

(3)鼓励家庭成员在患者没有表现出疼痛的时候也要给予关注。

6. 给患者提供白天休息的机会及夜晚无干扰的睡眠时间(当疼痛加重时一定要休息)。

7. 与患者及家属讨论分散注意力疗法和其他解除疼痛的疗法。

8. 教给一种在急性疼痛发作时分散注意力的简便方法(数图画上的东西;数房间里的任何东西,如壁纸的图案;默念数字;有节律的呼吸;听音乐或在疼痛加重时增大音量)。

9. 讲解非介入性止痛措施

(1)放松

1)指导降低骨骼肌紧张程度的技巧,将会减轻疼痛的强度。

2)通过搓擦、按摩或热水擦洗背部来促进放松。

3)教一种特殊的放松方法(如缓慢有节奏的呼吸或深呼吸,握紧拳头或打哈欠等)。

(2)皮肤刺激　与患者讨论各种刺激皮肤的方法及其对减轻疼痛的影响(如热疗、冷料等方法)。

1)讨论下列每一种方法及注意事项:①热水瓶,温水浴盆;②电热垫,湿热袋;③仲夏的太阳热;④薄塑料绷带包裹疼痛部位以保持体温(如膝、肘)。

2)讨论下列每一种方法及注意事项:①冷毛巾(拧干);②冷水浸泡局部;③冰袋、用冰按摩;④解释使用薄荷制剂的疗法和背部按摩法。

10. 给患者提供令人满意的止痛药。

11. 使用止痛药30 min后评估一下效果。

12. 给予准确的信息来更正家庭成员的误解(如成瘾、对疼痛的怀疑。

(二十九)焦虑

【定义】

个体或群体处于对模糊的、不具体的威胁感到不安(忧虑)及自主神经系统受到刺激的状态。

【诊断依据】

主要依据　表现出三个方面的症状:生理的、情绪的和认知的。症状根据焦虑的程度不同而不同。

1. 生理方面

(1)心率加快。

(2)血压增高。

(3)呼吸加快。

(4)盗汗。

(5)瞳孔扩大。

(6)声音颤抖、声调改变。

(7)发抖。

(8)心悸。

(9)恶心或呕吐。

(10)尿频。

(11)腹泻。

(12)失眠。

(13)疲劳和虚弱。

(14)潮红或苍白。

(15)口干。

(16)身体疼痛(特别是胸、背、颈部)。

(17)坐立不安。

(18)眩晕、头昏。

(19)感觉异常。

(20)忽冷忽热。

(21)厌食。

2. 情绪方面

(1)个体述说有下列感觉　①不安;②无助感;③神经紧张;④缺乏自信心;⑤失去控制;⑥心理紧张或激动;⑦无法放松;⑧预感不幸。

(2)个体表现　①易怒、没有耐心;②发火;③哭叫;④易埋怨别人;⑤受惊反应;⑥自责及责备别人;⑦畏缩;⑧缺乏主动性;⑨自我否定;⑩怕与人目光接触。

3. 认知方面

(1)无法集中注意力。

(2)缺乏对环境的认识。

(3)健忘。

(4)沉默。

(5)怀念过去而不是考虑现在或未来。

(6)专心过度。

(7)心事重重。

(8)学习能力降低。

(9)意识混乱。

【护理措施】

1. 评估焦虑程度　轻度、中度、重度、惊恐发作。

2. 让对方感到放心和安慰。

(1)和对方待在一起。不要向对方提出什么要求或做出什么决定。

(2)说话平缓,使用简短语言,坐在对方面前。

(3)传递一种理解情感(如默默不语、触摸安抚、任其哭泣或诉说)。

3. 除去多余的刺激(如把患者带入比较安静的房间);限制患者与其他焦虑的患者或家庭接触。

4. 帮助患者认识焦虑,学习或解决问题

(1)向上看。

(2)控制呼吸。

(3)放低双肩。

(4)放慢思维。

(5)改变声音。

(6)锻炼。

(7)放松面部——改变面部表情。

(8)改变看法——想象从远距离来看这个情况。

5. 当造成压力的情况不可避免时,指导如何中断焦虑。

6. 探讨减轻焦虑的措施(如听音乐、放松训练、有引导的想象、制止思考、按摩)。

7. 在适当情况下提供能减轻压力的活动(如体育活动,游戏)。

(三十)恐惧

【定义】

个体或群体在感知到可识别的危险时所经历的生理或情绪困扰状态。

【诊断依据】

1. 主要依据

(1)恐惧、惊骇、焦虑和警戒的感觉。

(2)退缩行为、专注于危险的事物、注意缺陷、操作、控制、自我安慰。

2. 次要依据

(1)主诉恐慌和不能摆脱的感觉。

(2)行为表现:哭泣、攻击、逃脱、过度警觉、功能损害性制动、强迫性举止、疑问增多。

(3)内脏与躯体活动

1)骨骼肌　骨骼肌抖动、肌肉紧张、四肢无力。

2)心血管表现　心悸、脉快、血压增加。

3)呼吸系统表现　气短、呼吸频率加快。

4)消化系统表现　食欲缺乏、恶心、呕吐、腹泻、急迫便意、口及喉干。

5)泌尿生殖系统表现　尿频、尿急。

6)皮肤表现　潮红或苍白、出汗、感觉异常。

7)中枢神经系统、知觉系统表现　晕厥、失眠、注意力集中困难、情绪激惹、心不在焉、噩梦、瞳孔增大。

【护理措施】

1. 鼓励患者表达自己的感受,对患者的恐惧表示理解。

2. 给予可以帮助患者减轻恐惧状态的言语性和非语言性安慰。如握住患者双手,抚摸患者等。

3. 对新入院的患者,详细介绍环境、主管医生和责任护士,消除患者的陌生感,减轻患者对住院的恐惧。

4. 指导患者使用放松方法,如缓慢进行呼吸、全身肌肉放松,练气功,听音乐等。

5. 提供患者有关医院常规、治疗、护理方面的信息。

6. 在患者感到恐惧时或治疗过程中,留在患者身边以增加安全感。

7. 帮助患者确认以前曾使用过的能有效地对付恐惧的方法。

附录2 临床护理安全隐患的防范措施

1. 饮水呛咳防范措施

(1)喂水时注意速度不可过快且每次少量喂食。

(2)喂水时注意观察患者的反应,发现呛咳立即将头偏向一侧,以免误入呼吸道。

(3)对于频繁发生呛咳的患者,护士应提示医生留置胃管。

2. 吞咽困难防范措施

(1)喂食速度宜慢且少量,确认患者已吞咽再继续喂食。

(2)给予患者便于吞咽的食物。

(3)嗜睡的患者喂食时必须把患者完全叫醒,喂食后确认口中无食物方可离开。

(4)进食时注意与患者沟通并密切观察患者反应,如发生吞咽困难,应立即停止进食并取出口中食物,将头偏向一侧。

3. 吸氧中易出现问题的防范措施

(1)气压伤防范措施

1)先调节好氧流量再将吸氧管插入患者鼻孔。

2)改变氧流量时先将导管撤出,待调节好后再插入导管。

(2)氧中毒防范措施

1)根据医嘱正确调节氧流量。

2)高流量吸氧时应注意吸入时间不宜过长。

3)定期检查氧流量表是否准确。

(3)管道脱落防范措施

1)使用双腔吸氧管,以便于固定。

2)经常巡视吸氧患者,发现管道脱落及时插好、固定。

3)清醒患者嘱其不要自行拿下吸氧管。

4. 口服药发放中常见问题的防范措施

(1)同病室的患者交叉发药错发防范措施

1)严格三查七对,发药时叫患者至答应为止。

2)不得一次拿两个以上药杯进病房给患者,须将药车推至病床旁一对一发放。

3)每个药杯上面须有贴着醒目床号的药盖,不得遗漏。

4)口服药应由双人核对后由其中一人发放。

(2)药物剂量有误防范措施

1)正确抄写口服卡。

2)核对药物时要认真,避免边核对边说笑,禁忌单人核对。

3)避免思维定势,个别患者所服药物剂量比常规剂量多或者少,不能按常规量发放(如开博通每片 12.5 mg,有些患者服 6.25 mg,不能按常规给予 1 片)。

4)有些药物剂量发生改变时,值班护士应及时通知大家,引起注意。

5)有的一种药物两种剂量,要核对清楚,心中有数。

(3)漏发(多为患者不在)防范措施

1)准备一个卡片,患者未在时床号、姓名要登记。

2)对班二人互相提醒,患者回房时及时发放。

3)如本班未发放则严格向下一班交班。

(4)重发(多为定点药物)防范措施

1)建立定点药物发放登记本,发药前及时填写。

2)发药前填写药袋,发药时须携带执行卡及药袋。

3)分工明确,认真执行各班岗位职责。

(5)药品失效防范措施

1)发药前检查药物的有效期。

2)检查片剂药品有无变色、变质。

3)检查水剂、油剂有无混浊、沉淀、变色。

(6)发药后未及时服用防范措施

1)向患者讲解按时服药的重要性。

2)发药后督促患者按时服药,待患者服药后方可离开。

3)下次发药前检查患者是否已经服药。

(7)服药方法不正确防范措施

1)向患者讲解服用药物的药理作用及注意事项。

2)护士发药时要正确指导患者并服药到口。

5.肌内注射易出现问题的防范措施

(1)注射部位不当防范措施

1)协助患者取正确体位。

2)准确选择注射部位。

3)对于体型消瘦的患者进针不宜过深。

4)小儿应选择臀小肌注射。

(2)注射部位出血防范措施

1)注射时应避开大血管。

2)推注药液前抽吸有无回血。

3)注射后按压注射部位时间不可过短。

4)凝血功能差者按压时间应延长。

(3)注射部位硬结防范措施

1)注射时要避开原有硬结。

2)如需长期注射,要多部位交替注射。

3)特殊药物要深部注射,如氯丙嗪、油剂、铁剂、硫酸镁等。

4)每次注射前检查注射部位情况,如有异常及时处理。

5)每日热敷注射部位。

(4)注射部位感染防范措施

1)注射时严格执行无菌技术操作规程。

2)不易吸收的药物应深部注射,防止吸收不良引起感染。

3)每日热敷过程中需保持清洁。

6. 静脉输液易出现的问题

(1)液体配错　临床上易混淆的药物及液体，如氯化钾与碳酸氢钠，硫酸镁与浓氯化钠，氯化钾与氯化钠等。

防范措施

1)坚持三班查对制度，即治疗班摆药，夜班查对，治疗班再核对。

2)配液要仔细核对药物和液体名称及剂量，避免凭主观印象操作。

3)输液及换液前再仔细进行核对。

(2)漏输防范措施

1)认真做好三查七对。

2)治疗室液体摆放要井然有序、一目了然。

3)严格执行交接班制度。

(3)输液反应防范措施

1)严格执行无菌技术操作规程。

2)配液前检查药品及液体有无过期，液体有无混浊及沉淀。瓶身有无裂痕及瓶口有无松动。

3)治疗班严格消毒输液用具，定期更换。

4)严格控制配液时间(现用现配)。

5)连续性输液超过 24 h 必须更换输液管路。

6)引液用的输液管不能长时间放置。

7)掌握药物配伍禁忌。

8)如出现输液反应立即更换液体及输液管路并保留所用药物，以备送检。

(4)静脉炎防范措施

1)了解药物对静脉的刺激程度，刺激性强的药物，如果糖、氯化钾、多巴胺、阿拉明、前列腺素 E1 等，可采取减慢滴速，热敷等方法。

2)了解患者是否患过静脉炎，有无糖尿病史等。

3)严格消毒，连续输液超过 24 h 必须更换输液管路。

4)注意观察穿刺点有无静脉走行发红的迹象，如有异常及时更换输液部位。

(5)液体外渗防范措施

1)加强巡视,及时发现。

2)头皮针、套管针、中心静脉导管应牢固固定。

3)对血管脆性大的更应加强固定。

4)对皮肤弹性差或有水肿的患者应与对侧肢体对比,如有变粗及时更换穿刺部位。

(6)液体外渗引起组织坏死防范措施

1)能引起组织坏死的药物,如多巴胺、阿拉明、甘露醇、化疗药等,选用较粗静脉输注,待穿刺成功,确认针头在血管内,方可给药。

2)加强巡视,经常检查穿刺局部有无皮肤发白、肿胀等。

3)一旦液体输到皮下,及时对症处理。

(7)输液速度调节不当防范措施

1)穿刺成功后根据输入药物性质及患者的年龄、病情、心功能情况调节好输液速度。

2)更换液体时要注意调整滴速。

3)药物入壶时一般将滴速调快,入壶后应注意将滴速调至要求范围。

4)加强巡视,嘱患者不要自己调整滴速。

(8)输(换)错液防范措施

1)认真掌握自己所管患者的治疗内容,做到心中有数。

2)严格执行三查七对制度。

3)输(换)液前要主动向患者进行宣教。

4)患者对液体提出疑问时应仔细核对,认真解答。

(9)静脉空气栓塞防范措施

1)输液前认真检查输液管是否排气成功,管内有无气泡。

2)加强巡视,防止液体输空。

3)换液时如液体输至茂菲滴管下方,一定要重新排气,防止只看上方,忽略下方。

4)使用三通时要连接紧密。

5)留置中心静脉导管的患者,更换管路时要注意防止空气进入。

6)输液过程中,由静脉推注药物时,应先回抽再注药,防止空气进入血管。

7)患者活动时,嘱勿将茂非滴管过度倾斜或倒置。

(10)输液管堵塞防范措施

1)加强巡视,防止输液管受压打折引起液体不滴。

2)杜绝液体输空而不及时换液凝血块堵塞针头。

3)一旦堵管应拔出针头更换输液部位,不得挤捏输液管,防止凝血块脱落引起严重后果。

(11)静脉选择不当防范措施

1)为长期输液患者穿刺应注意合理选择静脉,遵循由远端至近端的原则。

2)输入刺激性药物时应选择较粗静脉。

3)输入静脉高营养液时,应选择中心静脉。

4)乳腺癌根治术后禁用患肢输液,防止回流不畅引起水肿。

7. 使用三通易出现的问题防范措施

(1)三通脱落出血防范措施

1)使用三通应妥善固定,最好三通底下垫无菌纱布,然后将三通用胶布固定在头皮针附近,固定要牢固。

2)对儿童、老年人、烦躁及情绪不稳定患者要加强巡视,必要时用约束带固定。

(2)三通开关调节错误防范措施

1)使用时看清三通上的指示箭头,防止旋错方向。

2)输、换液及静推时关闭的三通要注意及时打开。

(3)三通连接时排气不充分防范措施

1)连接三通时排放液体要充分,使液体充满三通。

2)有气体时用注射器回抽。

3)要先将三通连接于输液器上再进行穿刺。

8. 静脉注射易出现问题的防范措施

(1)静脉注射速度不准确防范措施

1)严格按医嘱速度推注。

2)严密观察患者反应,如有变化及时停止推注药物并通知医生。

(2)药液外渗防范措施

1)选择粗大顺直、弹性好的血管推注。

2)推前先回吸,确认在血管内再推注。

3)推注过程中随时检查有无回血。

9. 采血易出现问题的防范措施

(1)标本不合格防范措施

1)严格执行三查七对制度。

2)抽血前核对化验单内容,如姓名、床号、检验项目等。

3)抽血量要准确,防止标本血量不够,而贻误患者的结果回报。

4)特殊抽血检查要掌握注意事项,并做好患者的宣教工作。

(2)标本丢失防范措施

1)抽血后,标本要及时送检。

2)有特殊情况须延缓送检的,保存好标本并书面交班。

3)标本放置位置要固定,防止乱放而丢失。

4)标本不离化验单,或标本本身要注明床号、姓名、项目等内容,防止标本不明而丢失。

5)对于不明标本要问清楚再处理,勿随便丢弃。

6)及时查找化验结果,防止标本在化验室丢失。

10. 输血易出现问题的防范措施

(1)输血反应防范措施

1)严格执行输血查对制度。

2)输血前要检查血液制品有无过期,有无絮状物或漂浮物等。

3)血袋应先在室温中放置一段时间再输入,大量快速输血需加温时应遵照医生指示,注意温度不可过高。

4)输血时及输血后严密观察患者病情。

5)如连续输入两个供血者的血液,中间要用生理盐水隔开以防输血反应。

6)输血完毕保留血袋24 h,然后送至血库以备必要时送检。

(2)输错血防范措施

1)化验受血者血型及交叉配血时,严格核对患者姓名、床号、化验单,杜绝差错发生。

2)严格执行三查七对制度,输血前核对患者床号、姓名、住院号、血型及供血者的姓名、血型、储血号、血量及交叉配血试验有无凝集。

3)输血时需双人核对、操作并签字。

11. 入壶时易出现问题的防范措施

入壶(墨菲滴管)错误防范措施

1)严格执行三查七对制度。

2)严格无菌操作,防止发生静脉炎。

3)注意药物配伍禁忌。

4)某些药物入壶前应检查皮试结果,防止过敏反应的发生。

12. 留置中心静脉导管中易出现的问题

(1)出血或血肿防范措施

1)对于刚做完中心静脉插管的患者应注意观察穿刺点处有无出血、渗血、血肿等。

2)输液过程中加强巡视,防止因患者活动后脱管引起出血。

3)每次更换液体或封管时应先将管夹好,以免造成出血和堵管。

(2)脱管防范措施

1)各种管路要连接牢固、妥善固定并严格交接班。

2)加强巡视。

3)输液瓶挂置不宜过高,应当有一段液管与患者身体平行放置,以防翻身时造成脱管。

(3)感染防范措施

1)严格执行无菌操作规程,输液管、三通每日更换。

2)严格遵守导管留置时间,不可擅自延长。

3)每班必须定时消毒穿刺处并更换无菌敷料,如有污染及时更换。

4)换药时观察局部有无红肿及分泌物,并询问患者有无疼痛感。

5)发现穿刺点红肿应立即拔除导管。

(4)栓塞防范措施

1)静脉输液时排尽输液管内空气,三通与输液器及导管之间连接要紧密,防止脱管。

2)输液过程中加强巡视,防止液体输空,形成栓塞。

3)调节好三通开关,尤其是在测中心静脉压后,防止空气进入造成空气栓塞。

4)如发生堵管不得挤捏输液管或用注射器将凝血块推进血管内,可用肝素液缓慢冲洗,如无效应停止冲洗,以免形成血栓。

5)封管后再次输液时,要回抽并将血弃去,以免形成血栓。

13. 使用微量泵易发生问题的防范措施

(1)首次剂量错误(如0.6 mL调成6 mL)防范措施

1)了解所用药物的药理作用(如升压或降压)。

2)打开微量泵开关后先输入剂量再打开三通。

3)输入剂量、滴速时要二人核对。

(2)速度调整不当防范措施

1)使用多巴胺或硝普钠时,应单独用一组液路,以免和别的液体同路致升压或降压过快。

2)剂量调整要从小剂量逐渐上调,多巴胺调整幅度过大容易导致血压过高、恶心呕吐;硝普钠调整幅度过大易导致不可逆转的低血压而引起严重后果。

14. 尿道损伤防范措施

1)置尿管前要询问患者有无尿道损伤史,有无前列腺肥大。

2)评估患者选择型号适宜的尿管。

3)置尿管前尿管要充分润滑,下尿管时动作要轻柔,不能粗暴。

4)尿管插入长度要足够,防止气囊内注入生理盐水时将尿道损伤。

5)置管后,向患者做好宣教,防止因活动等造成脱管,引起尿道损伤。

15. 泌尿系感染防范措施

1)严格执行无菌操作规程。

2)每日更换尿袋,并遵医嘱给予膀胱冲洗。

3)做检查或搬动患者时尿袋要低于膀胱位置,以免尿液反流造成逆行感染。

4)置尿管后用胶布写好日期贴在尿管上,每两周更换尿管1次。

5)观察尿液有无混浊及血尿等感染倾向,发现异常及时处理。

6)保持尿管清洁,会阴冲洗2次/d。

16. 尿管脱出(多见于老年女性)防范措施

1)置尿管前要正确评估患者。

2)对尿道松弛的患者气囊内生理盐水注入量不可过少。

3)向患者做好宣教工作,避免过度牵拉尿管及尿袋。

17. 留置胃管易出现的问题

(1)腹泻防范措施

1)喂食前检查食物及液体有无变味变质。

2)注入食物前后要用温开水冲洗胃管。

3)注入食物温度不可过低。

4)防止注入速度过快。

5)定期更换胃管。

(2)胃管脱出防范措施

1)胃管固定要牢固,每日更换胶布。

2)烦躁患者要约束好上肢,防止其拔出胃管。

3)对于频繁恶心、呕吐的患者要及时止吐并抬高床头。

4)定期检查胃管是否在胃内。

(3)胃管堵塞防范措施

1)置管前要充分润滑胃管,置管速度不宜过快。

2)怀疑胃管有折叠可向外拉出少许,重新再插入。

3)防止注入有较大块儿的渣类物质。

4）注入食物前、后用温开水彻底冲洗胃管。

（4）误吸防范措施

1）注入食物前检查胃管是否在胃内。

2）注入食物速度不可过快，以免引起恶心，造成食物反流导致误吸。

3）拔胃管时应先将胃管末端反折，通过咽部时速度要快。

（5）窒息防范措施

1）置胃管时操作正规，以免误入气管。

2）注入食物前要仔细检查，保证胃管在胃内。

3）一旦出现刺激性呛咳及时拔出胃管，必要时进行负压吸引。

18. 坠床防范措施

1）按分级护理要求定时巡视病房，观察患者病情变化，并做好生活护理，不要依赖陪护人员。

2）加强评估，对有坠床隐患的患者要加床档并检查床档是否安全牢固。

3）杜绝家属上床休息，以免患者因过于拥挤而坠床。

19. 烫伤防范措施

1）评估患者对热刺激的反应。婴幼儿皮肤柔嫩，对热的调节能力差，老年人感觉迟钝，这两类患者易烫伤。

2）热疗时准确测量水温，一般为 60～70 ℃，对昏迷患者、局部感觉迟钝、麻醉未清醒、婴幼儿、老年人的水温为 50 ℃。

3）正确使用热水袋，灌水量要求在 2/3 或 1/2 即可，使用前检查水袋有无漏水，使用时应注意用毛巾包裹水袋，避免与皮肤直接接触，并及时更换部位。

4）在热敷过程中定时进行观察。

20. 洗澡发病或晕厥防范措施

1）请示医生后病情允许方可让患者洗澡，并请家属陪伴。

2）嘱患者防止水温过冷或过热。

3)患者洗澡时要嘱患者打开气窗,防止气压过高。

4)叮嘱患者洗澡时勿将门上锁,以便于发生意外时及时采取措施。

21. 外出发生猝死或交通事故防范措施

1)做好宣教工作,防止患者回家或外出。

2)及时巡视病房,了解患者动态,及时劝阻准备外出的患者。

3)劝阻无效时通知管床医生。

4)对不打招呼擅自离院者及时发现并通知医生、家属。

5)为患者提供周到的服务,以减少患者外出。

22. 紫外线照射引起的电光性眼炎防范措施

1)做好宣教工作,告诉患者消毒时不要看紫外线灯。

2)为重症患者做好皮肤和眼睛的遮挡。

3)发现电光性眼炎患者,嘱其不要惊慌并及时处理。

23. 自杀防范措施

1)护理人员勤巡视病房,了解患者的思想动态。

2)对情绪异常的患者随时与家属沟通并及时采取防范措施。

3)对于每晚吃镇静药的患者,必须看着患者服药,以免蓄积后一次大量服用。

24. 压疮防范措施

1)为患者解除或减轻局部受压,定时更换体位,并按摩受压部位。

2)减少剪切力的损害,剪切力可使患者的局部组织受损淤血、水肿,对取半卧位、坐位、抬高床头的患者腿下应垫海绵垫,防止下滑。

3)协助患者翻身时,应将身体抬起,再移动,避免拖、拉、推的动作,以防擦伤皮肤。

4)保持床单位平整、清洁,无碎屑、杂物。

5)保持局部皮肤清洁、干燥。

6)慢性消耗性患者卧床时予以海绵垫缓冲重力压迫。

7)增加患者营养。

25. 摔伤防范措施

1)病房地面无积水,无杂物,注意防滑。

2)病号服应大小适宜,避免因裤子过长过肥绊倒患者。

3)幼儿、老年及偏瘫患者行走时,应有家属或护士陪伴,以防摔倒。

4)嘱患者穿防滑软底鞋,系好鞋带。

26. 物品丢失防范措施

1)护理人员要有管理意识,发现可疑人员及时通知保卫科。

2)告知患者病房内不要放置贵重物品。

3)病室无人时(如外出做检查)应及时锁门。

27. 火灾防范措施

1)定期检查灭火设施是否处于完好备用状态并要求护理人员熟练掌握使用方法。

2)病房不能私人用电,注意防火。

3)电源插座等如有损坏应及时修理,以防意外。

4)病房内禁止吸烟,尤其是病房中有吸氧的患者时,以防引发火灾。

28. 交叉感染防范措施

1)定时开窗通风及空气消毒。

2)坚持操作前后洗手的原则。

3)坚持无菌操作原则,严格执行无菌操作规程,操作中坚持一人一管一巾一带。

4)限制探视,减少不必要的人员流动。

5)监护病房家属探视时穿隔离衣。

6)定期做空气细菌监测,以便采取相应措施。

29. 患者做检查时发生意外或病情恶化防范措施

1)患者做检查时应由护士全程陪护直至安返病房。

2)检查前向患者做好宣教,告之相关检查注意事项。

3)烦躁患者应加床档,防止检查途中坠床。

4)危重患者应联系好电梯及检查科室,尽量缩短时间,安全返回。

5)危重患者应由医生陪同,并备好氧气袋、心电监护、人工气囊等急救物品和抢救药品。

30. 执行医嘱中易出现问题的防范措施

(1)转抄治疗卡片错误防范措施

1)转抄人员应认真仔细,字迹清楚工整。

2)转抄时如有疑问,应及时询问。

3)转抄后及时双人核对,确认无误后方可执行。

(2)执行口头医嘱防范措施

1)护理人员应明确常规下不能执行口头医嘱。

2)督促医生及时下达书面医嘱。

3)抢救患者执行口头医嘱时应复述一遍,待确认无误后方可执行,抢救结束后应及时查对并由医生补写医嘱。

(3)重复执行医嘱防范措施

1)病房应建立医嘱执行本。

2)执行医嘱后执行者应及时签字。

3)执行医嘱后应做好交班工作。

(4)未及时执行医嘱防范措施

1)主班护士应及时通知执行者。

2)执行者应根据医嘱要求按规定时间执行医嘱。

3)如因患者不在或其他原因未能及时执行医嘱时,应通知医生并与下一班交班。

31. 气管插管患者易出现问题的防范措施

(1)分泌物堵塞防范措施

1)每2 h翻身拍背一次,促进痰液引流。

2)保持呼吸道湿化,痰液黏稠者应加强气道冲洗。

3)及时吸痰,以防止痰液阻塞气管插管。

(2)导管脱出防范措施

1)以“H”形胶布固定气管插管,防止脱出。

2)向清醒患者做好宣教,说明气管插管的重要性,嘱患者不要自行拔出管道。

3)躁动、情绪不稳定患者用约束带约束上肢,防止其拔管。

4)为气管插管患者做口腔护理时应双人合作,一人固定气管插管,一人实施口腔护理,以免操作时误将气管插管脱出。

32. 气管切开患者易出现问题的防范措施

(1)伤口出血、渗血防范措施

1)密切观察气切处有无出血、渗血情况,如有异常立即通知医生采取措施。

2)气管套管应固定牢固,保持气囊间断充气。

3)更换体位时保持气管套管位置正确,防止套管摩擦切口处引起出血。

4)使用呼吸机者应使用管路固定架,防止套管摩擦气管。

5)如有出血情况可遵医嘱给予油纱条局部填塞止血。

(2)伤口感染防范措施

1)换药时严格执行无菌技术操作规程。

2)为预防切口感染,换药敷料可使用少量75%乙醇。

3)气切部位换药每8 h一次,以防止感染。

4)使用金属套管者应每8 h清洗、消毒内套管一次。

(3)气道阻塞防范措施

1)每2 h翻身、拍背1次。

2)保持呼吸道湿化,痰液黏稠者应加强气道冲洗。

3)及时吸痰,防止痰痂形成阻塞套管。

4)清洗金属内套管时,要将管内彻底清洁,防止痰液黏附管壁。

(4)气管食管瘘防范措施

1)为防止气囊对气管壁压迫而造成缺血坏死,应使用低压气囊或定期给气囊放气。

2)保持气管套管位置正确,尤其是更换体位时,避免套管刺激局部黏膜。

3)切口换药时,要注意调整无菌敷料的厚度,避免套管长期接触局部黏膜,引起黏膜破损。

4)证实有气管食管瘘的患者,每次进食前应摇高床头,进食量宜少,且进食后2 h内不宜吸痰,防止食物反流进入气道。

(5)气管狭窄防范措施

1)吸痰时注意正规操作,手法正确轻柔,避免上下提插,每次不超过15 s,以免刺激黏膜引起气道痉挛。

2)长期置管者及早更换金属套管,减少局部刺激。

(6)脱机困难防范措施

1)保持呼吸道通畅,加强拍背吸痰,控制感染。

2)鼓励患者锻炼肺部功能,防止肺不张。

3)根据患者情况给予人工气囊膨肺。

4)指导患者正确的咳嗽、咳痰方法。

5)加强心理护理,避免患者产生依赖性。

(7)脱管防范措施

1)牢固固定气管套管。

2)每班检查气管套管系带松紧度,以能伸进1~2指为宜。

3)向清醒患者讲解气管套管的重要性,嘱其不要自行拔管。

4)情绪不稳定及躁动患者用约束带约束上肢,防止患者拔除套管。

5)使用呼吸机患者,应使用管道固定架,防止更换体位时误将气管套管强力拖出。

33. 呼吸机使用中易出现问题的防范措施

(1)过度通气致呼吸性碱中毒防范措施

1)根据患者体重正确计算潮气量及每分通气量。

2)对呼吸频率过快的患者,可遵医嘱给予适当的镇静药,抑制自主呼吸。

3)根据呼吸改善情况,及时调整各种呼吸参数。

4)注意血气监测,对呼吸性碱中毒患者,可适当延长呼气管道。

(2)气压损伤防范措施

1)使用呼吸机时应选择等速型流量波形。

2)根据各项生理指标,正确计算潮气量并设定PEEP及吸气压力水准。

3)应用PEEP时,宜逐渐上升或下降,尤其当湿化吸痰发生压力骤降时。

4)防止在吸痰、咳嗽、深吸气功能应用时,气道内压突然升高。

5)已发生气胸的患者应及时行胸腔闭式引流。

6)发生人机对抗应及时查找原因,调整参数。

(3)通气不足防范措施

1)使用前应检查呼吸机管道连接及工作压稳定情况。

2)通气不足时适当增加潮气量和通气频率。

3)防止气囊破裂导致吸入气体不足。

4)使用呼吸机仍有严重缺氧者,应仔细查找原因,如痰栓阻塞、套管口紧贴气管壁、人机对抗等,并及时解决。

(4)低血压或休克防范措施

1)注意监测血压、心率、心电变化和四肢色泽温度等。

2)根据患者呼吸及生命体征情况调节呼吸机参数,尤其是PEEP数值,不能过高,以免影响回心血量导致心血管意外。

3)对刚使用呼吸机的患者,可遵医嘱扩充血容量,必要时应用多巴胺等升压药物。

(5)呼吸道感染防范措施

1)吸痰时遵循无菌操作原则。

2)定期更换并消毒呼吸机管道。

3)气管切开处每班消毒并更换敷料。

4)加强湿化气道,及时彻底清除分泌物。

5)气囊放气前需彻底吸除其上方滞留的分泌物,以防气囊放气后流入气道内误吸而导致感染。

6)保持室内空气清洁,适当限制探视,防止交叉感染。

7)必要时遵医嘱应用抗生素。

8)保证水分及营养素的供应,提高机体免疫力。

(6)呼吸机报警防范措施

1)压力上限报警防范措施

·保持呼吸道通畅,加强拍背吸痰,防止分泌物阻塞气道。

·定期检查呼吸机管道有无折叠、扭曲、受压等现象,及时调整管道位置。

·出现人机对抗、咳嗽时应及时对症处理。

2)压力下限报警防范措施

·牢固连接呼气回路及温度探头,以防脱落。

·检查气管导管气囊有无破裂并及时更换。

·检查呼吸机管路有无漏气,随时更换。

3)MV上限报警防范措施

·呼气监测传感器保持干燥,如有进水潮湿,及时擦净、烘干。操作中且勿损及传感器敏感部位。

·根据患者呼吸情况调整潮气量及触发灵敏度,防止过度通气。

4)MV下限报警防范措施

·逐段检查气囊、管道、湿化器等有无漏气,及时排除原因或换管。

·如患者自主呼吸减弱,适当增加通气量或应用呼吸兴奋药。

34. 抢救中易出现问题的防范措施

(1)用药与医嘱不相符防范措施

1)医生下达口头医嘱,护士须复诵一遍。

2)认真执行三查七对,认真核对药品安瓿,用后应保存,待清点后再弃去。

3)抽好药液要两人核对再推注。

(2)抢救设备使用不当防范措施

1)抢救设备及药品应严格管理,定位、定量并专人负责每日清点。

2)全员培训急救技术并定期考核。

3)定期培训各种仪器的使用方法及注意事项,以达到熟练掌握。

4)保持各种抢救仪器性能良好,处于备用状态。

35. 交接班中易出现问题的防范措施

(1)交接班中出现漏交、错交、责任不明防范措施

1)严格遵守交接班制度,不得擅自离岗。

2)床头交接班详细认真,交代清楚后方可离去。

3)交接班时应详细检查病房及患者情况,分清交接班人员责任。

4)建立交接班备忘录。

(2)新入院患者易出现的应激性心理问题,如焦虑、紧张等防范措施

1)对初入院患者应主动介绍病房环境、工作人员,注意态度应和蔼,语言通俗易懂,给患者以亲切、安全感。

2)如病情允许,可向患者简单介绍疾病的有关知识,使患者心中有数,减少不必要的惊慌。

3)评估患者焦虑情况,并及时疏导安慰。

4)保持环境整洁、安静,增加患者舒适感。危重病房应整理好各种导联线,正确设置报警音,减少人员走动及各种噪声,夜间尽量暗化病室,使患者保持充足睡眠。

5)讲解配合治疗及护理对及早康复的重要性。

6)加强巡视,增加患者心理安全感。

7)对于焦虑症状明显的患者,护士应加强交流。

36. 暴露性操作和检查导致患者人格完整性破坏防范措施

(1)必须行暴露性操作时,注意关闭门窗,屏风遮挡,注意保暖,并尽量减少暴露部位。

(2)检查或操作前向患者及家属做好解释工作,取得理解和配合。

(3)操作时无关人员回避。

(4)尽量缩短暴露时间。

37. 护理工作中易出现纠纷问题的防范措施

(1)沟通方法不当防范措施

1)增强主动服务意识,对待患者态度和蔼、热情周到。

2)积极主动与患者及家属沟通,注意言行得体。

3)根据患者的社会、文化、知识层次,选择适宜的沟通方式。

(2)沟通不及时防范措施

1)对危重患者应密切观察病情变化,及时通知医生,并请医生及时向家属解释、交代病情。

2)应用贵重药品、执行特殊检查和有创性操作前,应及时通知家属,待家属同意后方可进行。

3)定时举行工休座谈会,积极听取并解决患者及家属提出的问题。

38. 贵重药物的使用与保管中易出现的问题防范措施

(1)贵重药品使用前应征求患者及家属同意。

(2)贵重药品使用前可让家属过目,用后将空安瓿交于家属。

(3)贵重药品应建立保管使用登记本。

(4)贵重药品应每班清点,并加强保管。

39. 记费不准确防范措施

(1)护士应正确掌握计费程序及方法。

(2)临时记费应建立计费专用本,执行吸氧等临时操作时可请家属签字。

(3)向患者及家属详细介绍计费方法。

(4)每日按时发放住院费用明细表,并耐心解答患者及家属提出的疑问。

40. 化疗时易出现问题的防范措施

化疗药物静脉输液时渗液防范措施

(1)护理人员应详细了解化疗药物的性质及毒副作用。

(2)掌握化疗药物静脉输注护理规则。

(3)掌握化疗药物静脉输液渗液的防范措施。

(4)建立化疗药物输入巡视记录,按时巡视并签字。

41. 新、特药使用中易出现问题的防范措施

使用中护理措施不到位防范措施

(1)使用新药前应通过多种渠道(如详细阅读说明书、与医生沟通等)了解药物的性质、不良反应、注意事项、配伍禁忌等以便向患者进行宣教。

(2)新药使用中应仔细观察药物效果及不良反应。

(3)特殊药物如抗生素等使用前应详细询问有无用药史、家族史、过敏史等。

附录3 临床常用检验正常值及意义

项目名称			英文缩写	正常参考值	临床意义	
血常规检查	白细胞	白细胞计数	WBC	成人:4×10^9 ~ 10×10^9/L 儿童:5×10^9 ~ 12×10^9/L 新生儿:15×10^9 ~ 20×10^9/L	增高见于:各种炎症、烧伤、大出血、白血病、组织损伤、手术创伤等 减少见于:某些传染病、白血病、脾功能亢进、严重感染、病毒感染、肿瘤化疗后、X射线照射等	
		中性粒细胞百分比	NEUT	50% ~70%	增多见于:多种急性化脓性感染、应激性反应、粒细胞白血病、急性出血、溶血、手术后、尿毒症、酸中毒、重金属中毒等 减少见于:伤寒、副伤寒、病毒感染、粒细胞缺乏症、再生障碍性贫血、极度严重感染、化疗、X射线照射、化学药物中毒等	
		嗜酸性粒细胞百分比	EO	0.5% ~5%	增多见于:过敏反应、寄生虫病、某些皮肤病、慢性粒细胞白血病、嗜酸性粒细胞白血病、手术后、烧伤等 减少见于:伤寒、副伤寒以及应用肾上腺皮质激素后等	
		嗜碱性粒细胞百分比	BASO	0% ~1%	增多见于:慢性粒细胞白血病、柯杰金病、癌转移、铅及铋中毒等	

项目名称			英文缩写	正常参考值	临床意义	
血常规检查	白细胞	单核细胞百分比	MONO	3% ~8%	增多见于:疟疾、活动性肺结核、单核细胞白血病、伤寒、亚急性感染性心内膜炎、黑热病、急性传染病恢复期等	
		淋巴细胞百分比	LYMPM	20% ~40%	增多见于:急性感染、结核病、传染病恢复期、淋巴细胞白血病、白血性淋巴肉瘤 减少见于:应用肾上腺皮质激素、接触放射线、粒细胞增多时	
	血小板计数		PLT	100×10^9 ~ 300×10^9/L	增多见于:原发性血小板增多症、慢性粒细胞白血病、手术后、创伤、骨折、缺氧等 减少见于:原发性血小板减少性紫癜、再生障碍性贫血、恶性贫血、结核、败血症等	
	血红蛋白		Hb	成人: 男:120 ~ 160 g/L 女:110 ~ 150 g/L	男:Hb 90 ~ 120 g/L 轻度贫血 女:Hb 90 ~ 110 g/L 轻度贫血 Hb 60 ~ 90 g/L 中度贫血 Hb 30 ~ 60 g/L 重度贫血 Hb<30 g/L 极重度贫血	
	血沉		ESR	男:0 ~ 15 mm/h 女:0 ~ 20 mm/h	加快见于:全身性感染、局部炎症、结核病、风湿病、心肌梗死、出血性疾病、肿瘤、中毒、流产、妊娠等	
血凝四项检查	凝血酶原时间		PT	11 ~ 14 s	时间延长见于:广泛严重的肝实质损害、维生素K不足、弥漫性血管内凝血、新生儿自然出血症、先天性凝血酶原缺乏等 时间缩短见于:心肌梗死、脑血栓形成	
	凝血酶时间		TT	16 ~ 18 s	时间延长见于:纤维蛋白原减少、抗凝血酶Ⅲ活性显著增加、多发性骨髓瘤、应用肝素或肝素样物质	

项目名称		英文缩写	正常参考值	临床意义	
血凝四项检查	凝血酶原活动度	PA	80% ~120%		
	国际标准比值	INR	0.8 ~1.5		
	部分凝血酶原时间	APTT	26 ~36 s		
	纤维蛋白原定量	FIB	2 ~4 g/L	增多见于:结缔组织疾病、放射病、休克、肿瘤、心肌梗死等 减少见于:原发性纤维蛋白溶解症、恶性肿瘤、严重结核病等	
血糖		BS	3.89 ~ 6.10 mmol/L	增高见于:糖尿病、甲状腺功能亢进症、垂体前叶功能亢进症、皮质醇增多症等 降低见于:运动、饥饿、急性肝损害等	
糖化血红蛋白		GHB	<7%	反映患者抽血前1 ~2 d血糖平均水平	
血脂检查	胆固醇	CH	3.6 ~ 5.2 mmol/L	增高见于:原发性高胆固醇血症、动脉粥样硬化、阻塞性黄疸等 降低见于:恶性贫血、溶血性贫血、营养不良等	
	甘油三脂	TG	0.57 ~ 1.71 mmol/L	增高见于:高脂血症、冠心病、糖尿病、肾病综合征等 降低见于:先天性酶缺乏	
	载脂蛋白 A_1	Apo-A_1	1.00 ~ 1.60 g/L		
	载脂蛋白 B	Apo-B	0.60 ~ 1.10 g/L		
	低密度脂蛋白胆固醇	LDL-C	2.84 ~ 3.10 mmol/L	增高见于:2 型高脂蛋白血症	
	高密度脂蛋白胆固醇	HDL-C	1.03 ~ 1.55 mmol/L	增高一般无临床意义,但能表示患冠心病的机会少	

项目名称		英文缩写	正常参考值	临床意义	
血电解质测定	钾	K	3.5 ~ 5.5 mmol/L		
	钠	Na	135 ~ 145 mmol/L		
	氯	Cl	96 ~ 108 mmol/L		
	钙	Ca	2 ~ 3 mmol/L	增高见于:甲状腺功能亢进、维生素 D 过多症、高钙血症等 降低见于:甲状腺功能减退、佝偻病、维生素 D 缺乏症、低钙血症等	
	磷	P	0.8 ~ 1.5 mmol/L		
	镁	Mg	0.66 ~ 1.07 mmol/L		
血气分析	酸碱度	pH 值	7.34 ~ 7.45	增高见于:碱中毒 降低见于:酸中毒	
	氧分压	PO_2	成人:80 ~ 100 mmHg 新生儿:60 ~ 90 mmHg	降低表示肺通气不足、缺氧	
	二氧化碳分压	PCO_2	动脉血:35 ~ 45 mmHg 静脉血:39 ~ 52 mmHg	增高见于:呼吸性酸中毒或代谢性碱中毒的呼吸代偿 降低见于:呼吸性碱中毒或代谢性酸中毒的呼吸代偿	
	碳酸氢根离子	HCO_3^-	22 ~ 27 mmol/L		
	总二氧化碳	TCO_2	24 ~ 32 mmol/L		
	氧饱和度	SaO_2	92 ~ 99%	降低见于:肺换气或通气障碍性疾病,如肺炎、肺气肿、供氧不足、呼吸道阻塞、呼吸肌麻痹等	

项目名称		英文缩写	正常参考值	临床意义	
血电解质测定	剩余碱	BE	±3 mmol/L	BE 负值减少见于:代谢性酸中毒 BE 正值增加见于:代谢性碱中毒	
	二氧化碳结合力	CO_2CP	22 ~ 29 mmol/L	增高见于:代谢性碱中毒和呼吸性酸中毒 降低见于:代谢性酸中毒和呼吸性碱中毒	
肝功能检查	总胆红素	TBIL	8 ~ 21 μmol/L	增高见于:胆道结石、恶性肿瘤等造成的胆道阻塞、急慢性黄疸型肝炎、暴发性肝炎、各种溶血性疾病等	
	直接胆红素	DBIL	0 ~ 6 μmol/L		
	间接胆红素	IBIL	2 ~ 12 μmol/L		
	麝香草酚浊度试验	TTT	0 ~ 6u	增高见于:病毒性肝炎、肝硬化、风湿性关节炎、高脂血症等	
	谷丙转氨酶	SGPT	0 ~ 40 U/L	增高见于:急性病毒性肝炎、慢性肝炎、肝硬化、阻塞性黄疸等	
	谷草转氨酶	SGOT	0 ~ 40 U/L		
	γ-谷氨酰转肽酶	γ-GGT	5 ~ 38 U/L		
	甲胎蛋白	AFP	<20 μg/L	阳性见于:原发性肝癌,也可见于病毒性肝炎、肝硬化、睾丸或卵巢的胚胎性癌等	
蛋白质测定	血清总蛋白	TP	60 ~ 83 g/L	增高见于:呕吐腹泻、高热、休克等 降低见于:恶性肿瘤、肺结核、甲状腺功能亢进症、肝硬化、大面积烧伤等	
	血清白蛋白	A	35 ~ 55 g/L	增高见于:脱水和血液浓缩 降低见于:糖尿病、大量出血、肾病综合征、恶病质等	

项目名称			英文缩写	正常参考值	临床意义	
蛋白质测定		血清球蛋白	G	20 ~ 30 g/L	增高见于:感染引起的机体免疫反应增强、自身免疫性疾病、骨髓瘤淋巴瘤	
		血清白球比	A/G	1.5 ~ 2.5 : 1	A/G<1 见于:慢性活动性肝炎、肝硬化、肾病综合征等 比值倒置的临床意义决定于白蛋白降低或球蛋白增高的意义	
肾功能检查		血尿素氮	BUN	2.5 ~ 6.3 mmol/L	可用于鉴别急性肾功能衰竭和功能性少尿	
		血尿酸	BUA	210 ~ 430 μmol/L	增高见于:痛风等 降低见于:急性肝坏死等	
		血肌酐	Cr	50 ~ 120 μmol/L	增高见于:巨人症、肾功能衰竭、休克等 降低见于:严重肝病、肌萎缩等	
酶类检查	心肌酶谱	谷草转氨酶	GOT	0 ~ 40 U/L	增高见于:心肌梗死急性期、急性肝炎、心肌炎、肌炎、肾炎等	
		乳酸脱氢酶	LDH	114 ~ 240 U/L	增高见于:心肌梗死急性期、肝炎、心肌炎、白血病、淋巴瘤、肝硬化、阻塞性黄疸等	
		羟丁酸脱氢酶	HDBH	72 ~ 182 U/L		
		肌酸激酶	CK	25 ~ 200 U/L		
		肌酸激酶同工酶	CK-MB	0 ~ 24 U/L	增高见于:心肌梗死、甲状腺功能减退等	
甲状腺功能检查		血清碱性磷酸酶	AKP	15 ~ 112 U/L	增高见于:黄疸、肝癌、结核病等	
		淀粉酶	AMY	血:80 ~ 180 U/L 尿:120 ~ 1200 U/L	增高见于:急、慢性胰腺炎,胰腺肿瘤等 降低见于:肝炎、肝硬化、肝癌等	

项目名称				英文缩写	正常参考值	临床意义	
甲状腺功能检查			游离三碘甲状腺原氨酸素	FT_3	3.19 ~ 9.15 pmol/L	诊断甲状腺功能亢进最灵敏的指标 增高见于:甲状腺功能亢进	
			游离甲状腺素	FT_4	9.11 ~ 25.47 pmol/L	增高见于:甲状腺功能亢进 降低见于:甲状腺功能减退	
			促甲状腺素	TSH	0 ~ 10 IU/mL	用于鉴别原发性和继发性甲状腺功能减退症。原发性甲状腺功能减退症常明显升高,继发性甲状腺功能减退症常明显降低	
			基础代谢率	BMR	±10%	BMR=(脉率+脉压-111)% 增高见于:甲状腺功能亢进、发热、高血压、肾上腺皮质功能亢进等 降低见于:黏液性水肿、肾上腺皮质功能减退等	
免疫学检查	肝病免疫学检查		甲肝抗体	抗-HAV	阴性	阳性提示急性甲肝感染	
		乙肝六项	乙肝表面抗原	HBsAg	阴性	阳性:乙肝潜伏期或急性乙肝、慢性乙肝、乙肝后肝硬化、慢性乙肝抗原携带者	
			乙肝表面抗体	抗-HBs	阴性	阳性:表示曾感染过乙肝病毒	
			乙肝e抗原	HBeAg	阴性	阳性:表示病毒正在增殖且传染性很强	
			乙肝e抗体	抗-HBe	阴性	阳性:表示病毒增殖在下降,有传染性,但很小	
			乙肝核心抗体	抗-HBc	阴性	阳性:表示病毒正在增殖且传染性很强,也表示感染过乙肝或乙肝处于活动期	

项目名称				英文缩写	正常参考值	临床意义	
免疫学检查	肝病免疫学	乙肝六项	乙肝核心抗体IgG	抗-HBc IgG	阴性	阳性：表示感染正处于急性期，有病毒增殖	
			乙肝核心抗体IgM	抗-HBc IgM	阴性	阳性：表示既往感染	
		丙肝抗体		抗-HCV	阴性		
	外-斐氏反应			WFR	OX_{19}<80	增高见于斑疹伤寒	
	肥达反应				O：<80 A：<80 H：<160 B：<80 C：<80	O、H凝集价增高见于伤寒；O及A、B、C中任何一项增高见于副伤寒甲、乙或丙型	
	抗链“O”试验			ASO	阴性	阳性见于：溶血性链球菌感染，如扁桃体炎、猩红热、丹毒等	
	类风湿因子试验			RF	阴性	阳性见于：类风湿性关节炎、干燥综合征、系统性红斑狼疮等	
	结核菌素试验			OT	阴性	阳性表示曾感染过结核 强阳性表示正患结核病，可能为活动性感染	
	免疫球蛋白	免疫球蛋白G		IgG	7～16 g/L	增高见于：各种自身免疫性疾病和各种感染性疾病 降低见于：某些白血病、继发性免疫缺陷病等	
		免疫球蛋白A		IgA	0.7～4 g/L	增高见于：黏膜炎症和皮肤病变 降低见于：继发性免疫缺陷病、自身免疫性疾病等	
		免疫球蛋白M		IgM	0.4～3 g/L	增高见于：毒血症和感染性疾病早期 降低见于：原发性无丙种球蛋白血症	

项目名称		英文缩写	正常参考值	临床意义	
免疫学检查	补体		C_3:0.9~1.8 g/L C_4:0.1~0.4 g/L	增高见于:风湿热急性期、各种关节炎、心肌梗死等 降低见于:急性乙肝的前驱期	
	C 反应蛋白	CRP	<10 mg/L		
	肺炎支原体抗体 IgM		阴性		
	梅毒抗体	TP	阴性		
	艾滋病病毒	HIV	阴性		
尿液检查	尿量		1000~2000 mL/24 h	增多:>2500 mL/24 h,病理性见于糖尿病、尿崩症、慢性肾炎、神经性多尿等 减少:<400 mL/24 h,病理性见于休克、脱水、严重烧伤、急慢性肾炎、心力衰竭、肝硬化腹水、尿毒症、急性肾功能衰竭等 尿闭:<100 mL/24 h,见于肾炎的晚期、急性肾功能衰竭无尿期等	
	尿比重		1.015~1.025,最大范围1.003~1.030	增高见于:脱水、糖尿病 降低见于:慢性肾炎、尿崩症	
	尿 pH 值		5.4~8.4,平均6.0	强酸性尿见于:代谢酸中毒、糖尿病酮症酸中毒、肾炎、痛风、服用氯化铵后 强碱性尿见于:代谢性碱中毒、服用碱性药物、严重呕吐、输血后等	
	24 h 尿蛋白定量		0~120 mg/24 h	病理性蛋白尿见于:各种肾小球性疾病、糖尿病性肾病变、肾动脉硬化、心力衰竭、肝豆状核变性、肾小管间质性炎症和肿瘤等	
	尿糖		定性:阴性 定量:<0.9 g/24 h,一般0.1~0.3 g/24 h	病理性增高见于:糖尿病、甲状腺功能亢进、垂体前叶功能亢进、肾上腺皮质功能亢进、嗜铬细胞瘤、胰岛小细胞瘤、颅内压增高、慢性肝病、胰腺病变等	

项目名称		英文缩写	正常参考值	临床意义	
尿液检查	血尿		阴性	阳性见于:肾、输尿管、膀胱、前列腺肿瘤,尿路结石,尿路感染,肾小球疾病等	
	脓尿		阴性	阳性见于:肾盂肾炎、膀胱炎、尿道炎、肾结石等	
	管型尿		无或偶见	阳性见于:急性肾小球肾炎、肾硬化、肾炎等。正常人偶见透明管型	
	结晶尿		阴性	阳性见于:尿路结石	
粪便常规检查	颜色与性状		正常人新鲜粪便:棕黄色、成形便; 婴幼儿:金黄色	水样便见于腹泻 绿色稀便见于消化不良 黏液脓血便见于痢疾、结肠炎 柏油便见于上消化道出血 白陶土样便见于阻塞性黄疸和钡餐造影 米汤样便见于霍乱、副霍乱 细条样便见于直肠癌、直肠或肛门狭窄 球形硬便见于便秘	
	气味		粪臭味	恶臭味见于慢性胰腺炎、肠道吸收不良、直肠癌溃烂等	
	寄生虫		无	见于蛔虫病、蛲虫病等寄生虫病	
痰液检查	量		无或少量	增多见于:慢性气管炎、支气管哮喘、早期肺炎、肺结核、肺脓肿、支气管扩张症等	
	气味		无臭味	有臭味见于:肺癌、支气管扩张症、肺脓疡等	
	颜色		白色或灰白色	黄色痰见于呼吸系统感染 粉红色泡沫痰见于急性肺水肿 红色或棕红色痰见于肺癌、肺结核 绿痰见于肺部绿脓杆菌感染 铁锈色痰见于大叶性肺炎 棕褐色痰见于阿米巴肺脓肿	

项目名称		英文缩写	正常参考值	临床意义	
脑脊液检查	压力		70 ~ 180 mmH_2O	增高见于:脑膜炎、乙型脑炎、脑出血、脑肿瘤、脑脓肿、高血压、动脉硬化等	
	颜色		无色透明	淡红色见于:蛛网膜下腔出血或脑出血 黄色见于:脑瘤、脑脓肿、脑血栓形成、化脓性脑膜炎等	
	透明度		清晰透明	微混见于:乙型脑炎、脊髓灰质炎 米汤样见于:化脓性脑膜炎 毛玻璃样见于:结核性脑膜炎、病毒性脑膜炎	
	蛋白总量		0.15 ~ 0.45 g/L	阳性见于:脑膜炎、脑炎、多发性硬肿症、肿瘤、脑出血、蛛网膜下腔出血等	
	白细胞计数		成人:$(0 \sim 8) \times 10^6/L$ 儿童:$(0 \sim 15) \times 10^6/L$	增多见于:化脓性脑膜炎、脑肿瘤、蛛网膜下腔出血、结核性脑膜炎、脑血栓等	
	葡萄糖测定		成人:2.5 ~ 4.5 mmol/L 儿童:2.8 ~ 4.5 mmol/L	增高见于:病毒性脑膜炎、乙型脑炎、脑肿瘤、糖尿病等 降低见于:化脓性脑膜炎、结核性脑膜炎等	
	氯化物测定		120 ~ 132 mmol/L	降低见于:化脓性脑膜炎、结核性脑膜炎、脑出血等	

附录4 常用护理英语词汇

表附4-1 常用护理技能用语(一)

英语	中文
nursing process	护理程序
nursing assessment	护理评估
nursing diagnosis	护理诊断
nursing planning	护理计划
nursing intervention(implementation)	护理措施(实施)
nursing evaluation	护理评价
morning (evening) care, am (hs) care	晨(晚)间护理
bed making	铺床
oral hygiene (mouth care)	口腔卫生
bedsore care	压疮护理
measurement of vital signs	测量生命体征
taking oral (rectal, axillary) temperature	测量口腔(直肠、腋下)温度
taking a radial pulse	测量桡动脉脉搏
counting respirations	计呼吸次数
measuring (taking) blood pressure	测量血压
urethral catheterization	导尿术
asepsis	无菌(法)
disinfection	消毒
sterilization	灭菌
concomitant (concurrent) disinfection	随时消毒
terminal disinfection	终末消毒

续表附 4-1

英语	中文
chemical sterilization	化学灭菌法
gastro-intestinal decompression	胃肠减压术
postural drainage	体位引流法
blind enema	肛管排气法
retention (non-retention) enema	保留(不保留)灌肠
vassal feeding	鼻饲法
applying hot compresses	热敷
applying cold compresses	冷敷
giving a cold (an alcohol) sponge bath	冷水(酒精)擦浴
endermic (intracutaneous) injection	皮内注射
hypodermic injection	皮下注射
intramuscular injection	肌内注射
bladder irrigation	膀胱冲洗
strict isolation	严密隔离
contact isolation	接触隔离
respiratory isolation	呼吸道隔离
protective isolation	保护性隔离
gastric lavage	洗胃
oral medication	口服法
venous transfusion	静脉输液
blood transfusion	输血
direct (immediate) transfusion	直接输血
indirect transfusion	间接输血
diet nursing	饮食护理
emergency care (first aid)	急救护理
cardiopulmonary resuscitation	心肺复苏术
hospice care	临终护理
postmortem care	死亡后护理

续表附 4-1

英语	中文
mouth-to mouth resuscitation	口对口复苏术
emergency care used to control hemorrhage	止血措施
half diet	半食
high caloric diet	高热量饮食
high-carbohydrate diet	高糖饮食
high-protein (protein-rich) diet	高蛋白饮食
liquid diet	流质饮食
high fat diet	高脂饮食
low fat diet	低脂饮食
low caloric diet	低热量饮食
low-protein diet	低蛋白饮食
low-residue diet	低渣饮食
smooth (soft) diet	细(软)饮食
balanced diet	均衡饮食
diabetic diet	糖尿病饮食
fat-free diet	无脂饮食
salt-free diet	无盐饮食
full diet	全食，普通饮食
absolute diet(fasting)	禁食

附录5 SBAR沟通模式

1. SBAR沟通模式

SBAR沟通模式是医护人员之间快速准确传递病情的一种标准沟通模式，即现状（S–situation），背景（B–background），评估（A–assessment），建议（R–recommendation）。它是一种以证据为基础的、标准的沟通方式，曾被用于美国海军核潜艇和航空业，在紧急情况下保证了信息的准确传递。目前医疗机构把SBAR作为医疗沟通的标准方式应用于临床，以减少医护人员之间由于沟通不良而引起的不安全因素。

2. 应用SBAR沟通模式汇报病情

S(situation，现状)　目前发生了什么？包括患者的床号和姓名、患者的问题。

B(background，背景)　什么情况导致的？包括患者的主诉、问题的依据及分析。

A(assessment，评估)　我认为问题是什么？包括患者的异常反应、异常报告值、患者的心理状态、对问题的评估、观察要点。

R(recommendation，建议)　应该如何去解决这个问题？包括已采取的护理措施、对问题处理的建议。

3. 案例分享

S　8床，李红，女，21岁，大学三年级学生。因“呼吸困难3 d”入院。T 36 ℃，R 30次/min，HR 102次/min，BP 120/80 mmHg。

B　有类似发作史5年，无明显季节性，呼吸困难呈阵发性发作，对花粉过敏。有过敏性鼻炎病史8年。3 d前受凉后出现呼吸困难，伴胸闷，夜间明显，但可以平卧。咳嗽、咳痰，咳白色泡沫痰。

A　双肺可闻及哮鸣音，SpO_2 95%。我认为有肺过度换气的可能。

R　您看是否需要联系床旁心电图、胸部X线、查动脉血气分析，呼吸机模式参数是否需要调整，在这之前我已经将抢救车准备在床旁，您看还需要我做什么准备？

参考文献

[1]张波,桂莉. 急危重症护理学[M]. 4 版. 北京:人民卫生出版社,2017.
[2]尤黎明,吴瑛. 内科护理学[M]. 6 版. 北京:人民卫生出版社,2017.
[3]李乐之,路潜. 外科护理学[M]. 6 版. 北京:人民卫生出版社,2017.
[4]安力彬,陆红. 妇产科护理学[M]. 6 版. 北京:人民卫生出版社,2017.
[5]崔焱,仰曙芬. 儿科护理学[M]. 6 版. 北京:人民卫生出版社,2017.
[6]化前珍. 老年护理学[M]. 3 版. 北京:人民卫生出版社,2012.
[7]李春玉. 社区护理学[M]. 3 版. 北京:人民卫生出版社,2012.
[8]孙玉梅,张立力. 健康评估[M]. 4 版. 北京:人民卫生出版社,2017.